DU DIAGNOSTIC
DE LA
CONGESTION PULMONAIRE
DE NATURE ARTHRITIQUE
ET DE SON TRAITEMENT

PAR LES

EAUX SULFUREUSES SODIQUES ET ARSÉNICALES
DE SAINT-HONORÉ (NIÈVRE)

PAR

LE Dr E. COLLIN

MÉDECIN INSPECTEUR DES EAUX THERMALES DE SAINT-HONORÉ
CHEVALIER DE LA LÉGION D'HONNEUR
OFFICIER D'ACADÉMIE
MEMBRE CORRESPONDANT DE LA SOCIÉTÉ D'HYDROLOGIE, DE LA SOCIÉTÉ DES SCIENCES MÉDICALES DE PARIS, DE LA SOCIÉTÉ DE MÉDECINE DE LYON, ETC.
MÉDECIN EN CHEF DE L'HOPITAL CIVIL ET MILITAIRE DE BILLOM (PUY-DE-DÔME)

TROISIÈME ÉDITION

SAINT-HONORÉ
A L'ÉTABLISSEMENT THERMAL
1878

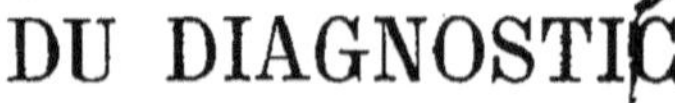

DU DIAGNOSTIC

DE LA

CONGESTION PULMONAIRE

DE NATURE ARTHRITIQUE

ET DE SON TRAITEMENT

PAR LES

EAUX SULFUREUSES SODIQUES ET ARSÉNICALES

DE SAINT-HONORÉ (NIÈVRE)

PAR

LE Dr E. COLLIN

MÉDECIN INSPECTEUR DES EAUX THERMALES DE SAINT-HONORÉ
CHEVALIER DE LA LÉGION D'HONNEUR
OFFICIER D'ACADÉMIE
MEMBRE CORRESPONDANT DE LA SOCIÉTÉ D'HYDROLOGIE, DE LA SOCIÉTÉ
DES SCIENCES MÉDICALES DE PARIS, DE LA SOCIÉTÉ DE MÉDECINE
DE LYON, ETC.
MÉDECIN EN CHEF DE L'HOPITAL CIVIL ET MILITAIRE
DE BILLOM (PUY-DE-DOME)

TROISIÈME ÉDITION

AUTUN
IMPRIMERIE DEJUSSIEU PÈRE ET FILS
1878

AVANT-PROPOS

Dans la séance de la Société d'hydrologie du 16 mars 1874, j'avais l'honneur de lire un mémoire intitulé : *Étude pour servir au diagnostic et au traitement de la congestion pulmonaire de nature arthritique.*

En 1876 je publiais dans le tome XXI des Annales de cette Société savante un nouveau travail sur le même sujet et que, fort de mes observations, j'intitulais : *Du diagnostic de la congestion pulmonaire de nature arthritique et de son traitement par les eaux de Saint-Honoré.*

Je viens aujourd'hui, avec une expérience de dix-huit années, compléter cette étude que je soumets avec confiance au corps médical.

Dans toutes les sciences et en médecine surtout, il faut craindre les entraînements de la paternité, avancer lentement, se défier de ses propres observations et ne certifier un fait qu'alors que, vingt fois, on en a constaté la parfaite exactitude.

Mais quand la conviction est entrée dans l'esprit,

pleine, entière, appuyée sur des faits constatés par les médecins les plus autorisés, il est du devoir du praticien de publier le résultat de ces recherches et de dire : *Quod inveni testor.*

Je veux ici remercier les confrères qui ont bien voulu m'aider de leurs observations personnelles et en particulier le savant auteur de l'article : *Rhumatisme* du Dictionnaire encyclopédique de Dechambre, Ernest Besnier, qui a bien voulu me consacrer un paragraphe dans ses recherches sur la congestion arthritique et qui, j'ai des raisons pour le dire, est encore plus convaincu aujourd'hui qu'il ne l'était en 1876, de l'importance du nouveau moyen de diagnostic que j'ai fait connaître (Dict. encyclop. 3e série, tome IV, 2e partie.)

DU DIAGNOSTIC

DE LA

CONGESTION PULMONAIRE

DE NATURE ARTHRITIQUE

ET DE SON TRAITEMENT

L'étude des affections qui dépendent de la maladie constitutionnelle à laquelle Bazin a rendu son ancien nom d'*arthritis*, est encore loin d'être complète.

Je ne pense pas qu'il soit nécessaire d'apporter de nouvelles preuves pour attester l'existence des rhumatismes viscéraux admis par les anciens eux-mêmes, qui, s'ils n'établissaient pas comme nous une différence essentielle entre l'affection et la maladie, n'en admettaient pas moins que le cerveau, le poumon, l'estomac, les intestins et les reins étaient les parties plus habituellement attaquées par la goutte. Morton, Sauvage, Cullen, Morgagni, Lieutaud, Baumès, Portal, dans leurs études sur la phthisie, ont rangé l'arthritis au nombre de ces causes.

Dans une discussion à la Société d'hydrologie qui eut lieu en 1861, sur le traitement du rhumatisme, mon ami regretté, Allard, s'exprimait ainsi : « La recherche de la nature de l'affection est la tâche la plus difficile du pathologiste. Comme le disait récemment M. Trousseau à la Société médicale des hôpitaux, on peut dans quelques cas invoquer l'allure particulière de certaines lésions, ou troubles fonctionnels, pour en déterminer la nature. M. Bazin, dans sa magistrale description des affections de la peau, a donné une éclatante preuve de l'importante vérité pratique de la doctrine défendue par le professeur de l'Hôtel-Dieu, mais la clarté apportée par le savant médecin de Saint-Louis en dermatologie, peut-elle être atteinte pour les autres branches de la pathologie? »

Ces *desiderata* nous les partageons tous. En effet, la recherche de la cause doit toujours être le but à atteindre; car, si bien des affections se présentent à l'observation accompagnées de symptômes identiques, la cause trop souvent est différente; de là des erreurs fâcheuses au point de vue diagnostic et surtout du traitement.

Pour ne parler que des affections pulmonaires, comment reconnaître, dans l'état actuel de la science, si elles ont succédé à un état franchement inflammatoire ou si, au contraire, elles sont liées à une maladie constitutionnelle? On ne peut qu'interroger le malade sur sa santé antérieure, remonter aux antécédents de la famille et nous savons tous de quelle difficulté est souvent entouré ce moyen de diagnostic.

Que de malades, en effet, sont sous le coup d'une diathèse qui est restée à l'état de germe pendant une ou deux générations, pour se montrer ensuite d'autant plus implacable qu'elle est restée à l'état latent pendant un plus grand nombre d'années. On peut dire de l'arthritis et de toutes les maladies constitutionnelles ce qu'a écrit Pidoux dans ses savantes études sur la phthisie, à propos de la diathèse tuberculeuse : « On peut transmettre héréditairement le principe dégénéré ou nom d'une maladie qu'on n'a jamais éprouvée soi-même et dont les symptômes naturels ou déjà altérés ne se développeront que chez les descendants. »

Le grand Sydenham croyait lui-même au rhumatisme viscéral et il écrivait dans sa réponse à Robert Bravy : « Peu de temps après, j'eus la goutte qui occupait encore plus les *viscères* que les extrémités et me causait de très cruelles douleurs. » (*Œuvres de médecine pratique*, tome I, p. 317.)

Dans son *Traité des diathèses*, imprimé en 1867, le docteur Castan s'exprime ainsi :

« Après être resté quelque temps méconnu, le rhumatisme viscéral reprend aujourd'hui la place qu'on n'aurait jamais dû lui enlever. Les anciens savaient bien poursuivre sur tous les organes les différentes manifestations rhumatismales, et, en cherchant dans leurs ouvrages, on verrait qu'il n'est pas une de ces localisations qui leur ait échappé. Les modernes, au contraire, se sont laissé trop longtemps préoccuper par les seules lésions articulaires; aujourd'hui ils ont compris qu'il fallait élargir le cadre, et ils reconnaissent enfin l'existence d'un rhumatisme viscéral. Entre tous, et après le rhumatisme du cœur, celui qui a le plus particulièrement fixé leur attention, c'est le rhumatisme cérébral.

Les diathèses dominent donc l'étiologie des affections chroniques, et ne pas reconnaître ce grand fait pathologique, c'est, comme le dit Gueneau de Mussy dans sa Clinique, fermer les yeux à la lumière. Quant à la diathèse qui nous occupe actuellement, ce distingué professeur ajoute : Derrière un très grand nombre de névroses, derrière un très grand nombre d'anomalies fonctionnelles bizarres empreintes du caractère nerveux, on trouve l'arthritisme. »

Il s'est pourtant trouvé des médecins qui ont nié l'existence des affections pulmonaires de nature diathésique, et parmi eux je tiens à nommer Bricheteau qui, dans son *Traité des maladies chroniques*, a écrit que la phthisie exanthématique ou rhumatismale est aussi illusoire que la phthisie scrofuleuse ou vénérienne. Je tiens à le citer, parce que je n'ai trouvé nulle part une observation de congestion arthritique aussi indiscutable que celle qu'il donne à la page 603 de son livre, sous le nom d'asthme nerveux.

Si, comme le dit M. le docteur Castan, le rhumatisme cérébral est celui qui a le plus particulièrement fixé l'attention des médecins, je ne pense pas qu'il soit le plus fréquent, et, à mon avis, les manifestations arthritiques sur le poumon se rencontrent bien plus souvent, et si elles n'ont pas été aussi fréquemment constatées jusqu'ici, c'est que nous manquions d'un moyen sérieux de diagnostic.

Portal dit qu'il n'est aucun viscère que l'arthritisme affecte plus souvent que les poumons. Morton exprime la même idée, surtout, dit-il, quand les douleurs rhumatismales se font ressentir aux extrémités supérieures, aux épaules principalement, ce qui doit paraître peu étonnant, d'après la communication libre qu'il y a du poumon aux extrémités supérieures.

Mes observations confirment celles de Portal, car j'ai vu bien souvent la congestion arthritique chez des malades dont les manifestations extérieures de cette diathèse avaient intéressé les épaules ou les membres supérieurs.

Il semble en effet que, de tous les viscères, le poumon est celui sur lequel les manifestations de l'arthritisme doivent être le plus souvent remarquées. Tout l'y prédispose : sa structure d'une délicatesse extrême, son contact direct et permanent avec l'air atmosphérique, dont les variations de température et d'hygrométrie sont si fréquentes; enfin cette espèce de bascule qui existe entre les sécrétions de la peau et celles de la muqueuse qui le tapisse.

« Les faits de rhumatismes, a dit Astrié, alternant avec des catarrhes ou les déplaçant, sont chose commune aux eaux thermales. »

Les auteurs jusqu'ici se sont occupés surtout d'affections de poitrine succédant à des attaques de rhumatisme articulaire aigu. Ainsi je prendrai quelques exemples dans la clinique d'Andral. Dans le tome III on lit un cas de pneumonie remplaçant des douleurs rhumatismales. Le malade qui fait le sujet de cette observation était atteint depuis quinze jours de douleurs aiguës qui avaient envahi les articulations de l'épaule, du poignet et du coude, et qui enfin s'étaient fixées dans les genoux, qui étaient rouges et tuméfiés.

Tout à coup les douleurs disparaissent et la pneumonie fait son invasion.

Rien d'appréciable, dit Andral, ni à la percussion ni à l'auscultation; ce ne fut que le quatrième jour qu'on remarqua du râle crépitant au dessous de l'angle inférieur de l'omoplate gauche. Enfin, la pneumonie parut se juger vers le huitième jour par une sueur critique, sans retour des douleurs articulaires.

Dans le même ouvrage, on rencontre encore deux cas de pleurésie coïncidant avec la disparition de douleurs rhumatismales : le premier suivi de guérison, le second ayant une terminaison funeste.

Ces espèces de déplacement de maladies, dit Andral, ces métastases, comme on les appelait autrefois, sont dignes de toute notre attention. Lorsque les anciens parlaient de goutte remontée dans la poitrine, leur théorie était erronée sans doute; mais les faits dont ils la déduisaient n'en étaient pas moins souvent très réels.

Ces métastases rapides, ces inflammations succédant brusquement à une attaque de goutte ou de rhumatisme et observées du reste depuis longtemps en médecine, ne sont pas seulement l'objet de cette étude. Je voudrais arriver à pouvoir diagnostiquer l'affection de poitrine survenant non-seulement pendant la pyrexie rhumatismale, mais encore en dehors de toute attaque, chez un individu soumis à la diathèse arthritique.

Dans le premier cas, en effet, rien de plus facile en

*

général : la constitution du malade, la disparition brusque du rhumatisme, doivent mettre le praticien sur la voie.

Dans le second cas, au contraire, le diagnostic est souvent très difficile. Les malades peuvent avoir oublié les manifestations rhumatismales dont ils ont été atteints ; la marche de la maladie est plus lente, mais plus insidieuse. Les accidents débutent presque toujours par une simple congestion, qui pourrait être victorieusement combattue, si le médecin possédait le moyen d'en diagnostiquer la nature.

Il ne faut pas oublier non plus, comme le dit très bien le docteur Besnier, qu'on peut être arthritique sans avoir actuellement ou sans avoir eu encore de localisation articulaire. Si dans ce cas le poumon venait à être pris d'emblée, il est facile de comprendre quelle serait l'utilité d'un moyen sérieux de diagnostic.

Charcot dans son Traité de la goutte cite un cas très curieux, mais que je crois beaucoup plus fréquent qu'on ne le pense.

« La toux et la dyspnée, dit-il, doivent être comptées parmi les manifestations les plus fréquentes de la diathèse goutteuse ; quelquefois la goutte larvée se présente sous la forme d'une dyspnée assez violente pour donner de vives alarmes. Un malade auquel j'ai donné des soins, et qui présentait, à la vérité, un certain degré d'emphysème, souffrait d'une dyspnée intense qui le mettait dans l'impossibilité de se coucher, il était en même temps tourmenté par une toux rude et sèche. Les moyens habituellement usités en pareil cas, tels que ventouses scarifiées, révulsifs, expectorants, etc., avaient à peu près complétement échoué. Au bout de quelques jours, les symptômes thoraciques s'évanouirent tout à coup et firent place à la goutte articulaire, qui occupa d'abord le gros orteil gauche et ensuite le genou. J'ai eu l'occasion d'observer plusieurs cas du même genre, et il en existe d'autres dans la science.

» Les plèvres peuvent aussi être affectées dans la goutte et il se produit alors une sorte de pleurésie sèche. »

J'ai rencontré dans ma pratique à Saint-Honoré bon nombre de cas semblables qui m'embarrassaient beaucoup autrefois, mais dont le traitement m'est rendu facile aujourd'hui grâce au moyen de diagnostic dont je vais bientôt parler.

Tous les médecins qui avaient fait une étude approfondie des affections chroniques du poumon, s'accordaient à dire que la connaissance des antécédents du malade, des affections concomitantes ou successives, pouvait seule conduire au diagnostic de leur nature.

« Nous allons rencontrer, disait Allard, la difficulté dont je viens de parler dans l'étude des affections rhumatismales des organes respiratoires, et pourtant quelle n'est pas ici l'importance d'un diagnostic précis au point de vue du pronostic et surtout du traitement de la maladie ? Aujourd'hui c'est plutôt dans l'ensemble de la symptomatologie objective que dans les caractères de tel ou tel symptôme qu'il faut chercher le diagnostic différentiel. » (*Annales de la Société d'hydrologie*, tome VII, page 155.)

« Dans le rhumatisme viscéral, je ne saurais trop insister sur la nécessité absolue d'un diagnostic très complet avant de diriger un malade vers les eaux minérales. » (Dumoulin, *Annales*, tome VII.)

Dans son Traité de *l'herpétisme*, voilà ce que disait à ce propos Gigot-Suard : « Je sais bien que plusieurs pathologistes éminents ont avancé que les bronchites diathésiques, c'est-à-dire liées à une maladie constitutionnelle, se distinguent par quelques caractères spéciaux. Ainsi M. Henri Gintrac dit, dans un article fort remarquable sur la pathologie des bronches : « Une irritation de la muqueuse bronchite peut naître sous l'influence de la diathèse goutteuse. La toux goutteuse est sèche, fatigante, opiniâtre..... etc. Est-ce que la toux simplement catarrhale n'est pas souvent sèche, fatigante, opiniâtre, comme la toux goutteuse?

» Ce n'est donc ni par les caractères de la toux et de l'expectoration, ni par l'auscultation, qu'on peut distinguer une bronchite diathésique d'une bronchite simple, mais uniquement par la coïncidence ou l'alternance de quelque autre manifestation de la diathèse. » (Page 166.)

Nous allons voir maintenant si je ne suis point arrivé à combler cette lacune au point de vue du diagnostic des affections pulmonaires de nature arthritique.

La congestion arthritique peut envahir plusieurs fois le poumon, sans laisser de traces bien sérieuses de son passage. Ce qui la caractérise, c'est la facilité très grande avec laquelle elle se porte tantôt à droite, tantôt à gauche. La pneumonie rhumatismale elle-même est sujette à ces déplacements rapides, et il ne faut pas oublier ici surtout cette loi à laquelle Gueneau de Mussy fait allusion dans sa clinique : « Il faut faire une part à l'habitude qui ramène le processus morbide dans les voies déjà parcourues, et l'organisme est plus disposé à subir certaines actions pathogéniques par cela même qu'il les a déjà subies. »

Soumis à différentes reprises à une congestion arthritique, le poumon finit par être influencé d'une façon morbide et durable qui souvent ne va qu'en croissant, en même temps que le rhumatisme, oubliant les articulations ou les muscles qu'il avait l'habitude d'envahir, semble choisir de préférence cet organe comme siége de ses manifestations habituelles.

Heureusement pour les malades, cette série d'accidents successifs est quelquefois très lente dans ses évolutions, mais est-ce une raison pour ne pas tâcher d'en reconnaître la cause dès le début?

Les hémoptysies sont souvent la conséquence de la congestion arthritique. Je suis loin de les regarder comme un symptôme toujours alarmant, je dirai même que j'ai vu, plusieurs fois, une amélioration sensible coïncider avec une expectoration sanguine abondante. « Magnas excretiones sanguinis ex pulmone, minus esse periculosas quam parvas », a écrit Baillou, doyen de la Faculté de Paris, en 1580.

Que l'on soit partisan ou non de la phthisie *ab hemoptoe* fondée par Hippocrate, et à l'exemple de Laëennec combattu par Peter, il n'est pas moins vrai que l'on doit s'efforcer de prévenir les hémorrhagies pulmonaires, ne serait-ce qu'en vue de l'anémie consécutive possible.

Or, le moyen de les prévenir n'est-il pas d'en rechercher la cause.

Sans avoir d'opinion bien arrêtée sur l'existence de la phthisie, résultat d'hémoptysies antérieures, je ne peux m'empêcher de croire à la phthisie arthritique débutant toujours par la congestion du poumon, chez un sujet prédisposé à la maladie, cela est possible, mais qui aurait pu ne pas être atteint si l'on avait diagnostiqué au début la nature de l'affection?

Si le médecin qui prévient les maux est plus utile que celui qui les guérit, comme a dit Cullen, c'est surtout à l'égard de la phthisie qui peut faire, en peu de temps, de tels progrès qu'elle devienne absolument incurable.

Que d'insuccès en médecine nous vaut cette ignorance de la cause première! Et comment, en effet, arrêterions-nous le torrent quand déjà les digues ont été rompues. Une affection de poitrine étant donnée, sa nature doit être l'objectif du médecin, car la cause peut être différente, quoique les symptômes paraissent identiques; de là des erreurs fâcheuses surtout au point de vue du traitement.

Avant de soumettre mon premier travail qui reposait sur trente-neuf observations, je m'étais demandé si ce nombre était suffisant et si je ne devais pas en attendre de nouvelles pour tirer des conclusions ; mais je tenais, comme le dit Andrieu, à révéler sans trop tarder l'impression que j'avais reçue de leur contact.

Lors de la seconde édition de ce travail, j'apportai cinquante-trois nouvelles observations, ce qui représentait déjà un nombre respectable. Aujourd'hui, c'est avec un total de cent quarante-cinq cas observés avec le plus grand soin que je viens certifier le moyen de diagnostic que j'ai eu l'honneur de signaler et qui consiste en un bruit que je nommerai, jusqu'à nouvel ordre, *froissement arthritique.* Ce bruit a la plus grande analogie avec le râle sous-crépitant du premier degré de la pneumonie et on ne peut mieux se le représenter qu'en passant entre les doigts une mèche de cheveux au voisinage de l'oreille. Il ne se produit que pendant l'acte inspiratoire et dans un lieu d'élection, soit des deux côtés à la fois de la poitrine, soit alternativement dans l'un ou l'autre côté, soit enfin dans un seul.

Si l'on tire, par la pensée, une ligne perpendiculaire du creux axillaire, à la base de la cage thoracique, c'est vers le tiers inférieur, ou à sa rencontre avec le tiers moyen, que l'on constatera la présence de ce bruit qui accompagne, dans la grande majorité des cas, sinon toujours, la congestion pulmonaire de nature arthritique.

Diagnostic. — Cette congestion, tout en se rencontrant quelquefois pendant la jeunesse, est plus fréquente chez les adultes et surtout chez les hommes de quarante à soixante ans.

On l'observe principalement dans les pays sujets à des variations brusques de température, et l'on peut dire que les habitants de certains pays y sont prédisposés d'une façon toute particulière.

L'arthritique est, en général, un homme fort et vigoureux, ses muscles sont développés, la face est colorée et quelquefois vultueuse. Pendant sa première enfance il a pu être lympathique, mais sa constitution est devenue sanguine.

Enfant, il a été atteint d'affections légères de la peau, un peu d'eczéma ou d'intertrigo, par exemple. Du côté des muqueuses, on a pu constater souvent de la laryngite, voire même la laryngite striduleuse, des coryzas, des conjonctivites, des bronchites tenaces, affections que l'on voit souvent alterner avec celles de la peau.

L'enfant est devenu un homme, les migraines, les épistaxis font leur apparition. Quelques douleurs erratiques se sont déjà manifestées, mais légères et fugaces. Les urines laissent déposer dans le vase un sédiment briqueté, et il est quelquefois possible de retirer de ces dépôts un sable rouge et excessivement fin. Plus tard les épistaxis n'ont plus lieu et sont remplacées par de la constipation, des hémorrhoïdes, des congestions vers la tête, des troubles de la vue, des transpirations abondantes et souvent localisées ; les cheveux tombent pour ne plus repousser, les gencives se rétractent et laissent à découvert les racines des dents qui se carient, ou bien une ostéo-périostite alvéolaire paraît et les dents sont expulsées, sans douleur, de leurs avéoles. Il y a des bourdonnements dans les oreilles, quelquefois des vertiges, et j'ai vu, comme conséquence de l'arthritisme, survenir des surdités complètes.

L'estomac devient souffrant, les digestions sont difficiles et accompagnées de borborygmes et de pyrosis. On voit encore souvent survenir en même temps du prurit et des fissures à l'anus.

Des crampes, des contractures très douloureuses apparaissent pendant la nuit, et forcent souvent l'arthritique à quitter son lit.

Un prurit fatigant peut se généraliser, mais il est habituellement fixé à l'anus, aux mains, aux parties génitales que l'on retrouve couvertes d'érythème qui intéresse en même temps la partie supérieure et interne des cuisses, c'est alors l'intertrigo arthritique. J'ai vu plusieurs fois cette affection occuper les aisselles et rendre impossible les mouvements des bras pendant des jours entiers.

Comme éruption symptomatique de la maladie constitutionnelle que nous étudions, on voit survenir souvent à la partie interne des membres, les inférieurs surtout, un érythème, tantôt simple, tantôt papuleux, et, dit Bazin, que l'on ne voit paraître que dans une autre maladie, la scrofule ; mais alors on ne constate que l'érythème *pernio* ou l'engelure et l'érythème induré dont le caractère scrofuleux se reconnaît à sa coloration uniforme et à l'absence de toute douleur à la pression.

L'urticaire est encore une des affections de la peau assez fréquentes chez les arthritiques. C'est habituellement pendant l'hiver qu'il paraît et est presque toujours localisé.

Nous l'avons remarqué plusieurs fois à la partie interne des cuisses. L'éruption était caractérisée par de larges papules décolorées, revenait surtout le soir et disparaissait après huit ou dix jours.

Enfin, l'eczéma, le zona, plusieurs espèces d'acné, l'ecthyma, le furoncle, les anthrax, l'hydroa vésiculeux, telles sont les affections que nous avons le plus souvent remarquées comme le cortége de l'arthritisme.

Nous avons vu le rhumatisant pris au début de douleurs erratiques légères, fugaces. Bientôt ces douleurs deviennent plus sérieuses, plus tenaces, c'est un rhumatisme musculaire ou articulaire qui paraît; c'est quelquefois une attaque subite de goutte; dans tous les cas, la diathèse arthritique domine la situation et le rhumatisme viscéral est possible.

A mon avis, je l'ai déjà dit, c'est du côté des organes respiratoires que les troubles se manifestent le plus souvent. Les coryzas fréquents et tenaces, souvent périodiques, peuvent amener la perte de l'odorat; l'arrière-gorge devient érythémateuse, la luette s'allonge quelquefois au point de devenir très gênante.

On remarque assez souvent de l'enrouement, voire même de l'aphonie, et dans ces cas, si le médecin examine le malade au laryngoscope, il voit en quelques jours la congestion se porter alternativement vers l'une ou l'autre des cordes vocales inférieures.

Sous l'influence d'une cause réfrigérante quelconque, l'arthritique est pris un jour d'une toux qui est mise sur le compte d'un rhume, mais qui s'éternise, car au lieu d'avoir affaire à une bronchite franche, c'est une congestion pulmonaire de nature arthritique qui commence. Cette première atteinte peut-être d'une durée relativement courte, comme elle peut aussi se prolonger pendant des semaines; elle est, dans tous les cas, le premier anneau d'une série de congestions.

A partir de ce moment et au milieu d'une santé en apparence parfaite, le rhumatisant sera pris de nouvelles crises qui coïncideront presque toujours avec des changements brusques dans la température et la pression barométrique. Je n'ai jamais remarqué que la gravité de l'attaque fût en rapport avec la plus ou moins grande intensité de ces variations.

En général, voici les symptômes que j'ai remarqués :

C'est dans la grande majorité des cas pendant la nuit que paraît la crise. Après s'être mis au lit avec une santé qui semble ne laisser rien à désirer, le rhumatisant s'endort, mais est bientôt éveillé par un chatouillement à la gorge qui provoque une toux, faible d'abord, plus forte ensuite, mais habituellement sèche et on peut plus fatigante. Il semble que la poitrine ne pourra pas résister aux efforts qu'elle supporte. Quelques douleurs vives se font sentir sur le trajet des bronches ou sur les parois thoraciques. C'est à ce moment que l'on remarque souvent des stries sanguinolentes dans les crachats.

Après un temps plus ou moins long, la toux devient un peu moins sèche, moins fatigante par contre, une légère moiteur s'empare du malade, puis une abondante expectoration commence en même temps que se fait par les narines un écoulement considérable de sérosité. Les crachats, au début, sont filants, spumeux, semblables à du blanc d'œuf, et ce n'est qu'alors que leur quantité diminue qu'ils deviennent plus épais ; c'est en général le signal de la rémission. Brisé de fatigue, le rhumatisant peut enfin prendre quelque repos. En général, ces accidents se passent sans fièvre bien tranchée.

Pendant la journée, rien de particulier, si ce n'est un peu de toux, un peu d'expectoration, souvent même rien ne rappelle les souffrances de la nuit. L'appétit est parfaitement conservé, et quand vient le soir, le malade se met au lit avec l'espoir d'une bonne nuit, mais qui n'est pas moins mauvaise que la précédente.

Ces accès peuvent durer pendant plusieurs semaines, comme je viens de le dire, ou disparaître après quelques jours, et leur disparition est habituellement aussi brusque que leur début.

Le rhumatisant se couche un soir après avoir fait tous ses préparatifs, il a près de lui ses infusions, ses calmants de toutes sortes. A peine est-il au lit, qu'il s'endort et ne se réveille qu'après huit ou dix heures d'un sommeil calme et profond. Entre cette crise et la prochaine, il pourra se passer des semaines et même des mois.

Il arrive souvent que le rhumatisant peut prévoir un accès pour la nuit. Le temps est devenu brusquement variable, quelques douleurs erratiques ont été ressenties. Quand vient le soir, il survient un peu d'oppression, de la sécheresse à la gorge qui provoque quelques quintes de toux sans expectoration. La parole est difficile et fatigante. Ces accidents diminuent ou semblent cesser si le malade se livre à un certain exercice ou prend quelques aliments, mais l'expérience déjà acquise lui fait prévoir une mauvaise nuit.

Les accidents dont je viens de parler prennent quelque fois un caractère franchement intermittent contre lequel réussit très bien le sulfate et surtout le valérianate de quinine.

Le diagnostic de la congestion arthritique sera probable, si la toux précédée d'oppression et d'éraillement de la voix est survenue brusquement et sans fièvre, si ses paroxysmes ont lieu la nuit, si elle est sèche au début et accompagnée ensuite d'une abondante expectoration et de coryza ; enfin, si tous les symptômes dont je viens de parler viennent à cesser brusquement pour reparaître les nuits suivantes.

Ce diagnostic sera plus probable, si le malade est rhumatisant ou goutteux, et surtout si les accidents pulmonaires ont débuté en même temps que les manifestations de l'arthritis diminuaient d'intensité, ou disparaissaient complétement.

Il sera certain toutes les fois que l'oreille pourra percevoir le bruit dont j'ai parlé, bruit qui a peut-être été entrevu par Trousseau, car il dit dans sa *Clinique*, t. III, p. 339 : « Le catarrhe pulmonaire, par lequel un grand nombre de vieux goutteux terminent leur existence, donne lieu à un travail congestif habituel de l'appareil respiratoire, travail congestif qui se traduit à l'auscultation par des *râles sous-crépitants fins.*

Dans ses études sur la congestion chronique active du poumon, mon savant compatriote, le docteur Fournet, a signalé un râle humide, visqueux, à bulles continues, particulier, une diminution très sensible des deux bruits respiratoires, une diminution à peu près proportionnelle dans l'inspiration et l'expiration, et qui existe souvent seule, sans râles, à l'état chronique.

J'ai pour mon compte remarqué quelquefois un peu de diminution du bruit respiratoire, mais le bruit que j'ai l'honneur de signaler est bien différent du râle décrit par Fournet.

En effet, il a lieu seulement pendant l'inspiration, on l'entend tantôt d'un côté, tantôt de l'autre, souvent des deux côtés à la fois. Perçu la veille à la droite, il peut arriver qu'on ne l'entende qu'à gauche le lendemain; il n'est, en général, ni humide, ni visqueux, mais à bulles égales, plutôt sèches qu'humides, et semble produit par le déplissement régulier et successif de vésicules rudes et sèches, tandis que l'humidité n'est que l'exception.

Enfin, sa présence se manifeste toujours dans un lieu d'élection, c'est-à-dire à la partie externe, moyenne ou inférieure de la cage thoracique.

Si je devais le comparer à un râle déjà décrit, je pourrais trouver bien des points de comparaison avec celui de l'œdème; mais Fournet reconnaît lui-même que le râle crépitant ou plutôt sous-crépitant de l'œdème se rencontre dans les parties déclives *postérieures* du poumon, et, selon Laënnec, l'œdème partiel du poumon occupe la partie *postérieure* et inférieure.

La présence de ce froissement arthritique dans le poumon d'un malade peut, si j'ai bien observé, rendre de grands services au médecin en dehors de la congestion pulmonaire elle-même. Voici deux exemples concluants.

Appelé en consultation auprès d'une dame malade depuis plusieurs années, chez laquelle des douleurs vives se faisaient sentir à la région de l'ovaire gauche, il me fut possible de circonscrire une tumeur assez volumineuse. Pour le médecin traitant, comme pour moi, le diagnostic n'était rien moins que certain et le pronostic nous semblait grave. Ayant entendu plusieurs fois tousser la malade pendant mon examen, je l'auscultai et je trouvai au lieu d'élection mon bruit caractéristique. En dehors de ce point, la respiration était très belle. A partir de ce moment, il me sembla que je pouvais certifier la nature arthritique des douleurs de l'ovaire et je ne me trompais pas, car tous les symptômes alarmants qui existaient du côté gauche se portèrent quelque temps après du côté droit ; différentes manifestations rhumatismales eurent lieu, et il ne reste plus aujourd'hui à cette malade, dont le père est mort goutteux, qu'une grande faiblesse et un peu de congestion pulmonaire, comme expression de la maladie constitutionnelle. Ce diagnostic fit cesser, bien entendu, l'emploi de toute la série des fondants dont cette dame avait usé et abusé. J'ai suivi la malade qui a fait le sujet de cette observation, et tout ce que j'ai vu depuis n'a fait que confirmer la vérité de mon diagnostic.

Pendant une consultation avec deux de mes confrères, auprès d'un malade atteint de congestion du lobe gauche du foie, qui avait déjà éprouvé plusieurs atteintes de rhumatisme et chez lequel les rhumes s'éternisaient chaque hiver, j'annonçai, en entendant tousser le malade, que nous trouverions très probablement un bruit pareil à du râle sous-crépitant sous l'un ou l'autre bras. L'auscultation prouva la justesse de mon diagnostic ; le froissement arthritique était évident sous le bras gauche.

Il est facile de comprendre, par ces deux exemples, l'importance que peut avoir ce symptôme, au point de vue du diagnostic, dans certaines affections dont on ne fait que soupçonner la nature arthritique.

Deux questions se présentent maintenant à l'esprit :

1° Où se passe le symptôme que je regarde comme caractéristique de la congestion arthritique ?

2° Pourquoi ce symptôme a-t-il toujours lieu à la partie externe, moyenne ou inférieure de la poitrine ?

Le râle sous-crépitant, au dire de bien des auteurs, peut être entendu dans la pleurésie. D'autres assurent, et Peter est de ce nombre, que le froissement pleurétique peut simuler parfaitement le râle sous-crépitant.

Si je ne me trompe, voici ce qui se passe : le premier retentissement du rhumatisme a lieu sur la plèvre. Bouillaud, le premier, a démontré la certitude de cette manifestation rhumatismale sur l'enveloppe du poumon.

Le râle sous-crépitant excessivement fin qu'on entend au début, n'est qu'un froissement pleurétique qui le simule, et le râle sous-crépitant plus intense, à bulles plus développées, indique l'extension de la congestion s'irradiant vers les vésicules pulmonaires ambiantes, et y amenant au début une exsudation séreuse, analogue à celle de l'œdème pulmonaire.

Pourquoi le lieu d'élection que je signale ?

Quelques explications me paraissent nécessaires avant de donner une théorie satisfaisante.

La plupart des médecins qui ont fait une étude approfondie du rhumatisme ont donné, sans y ajouter peut-être une grande importance, la fatigue articulaire comme une des causes déterminantes de l'attaque.

Près de nous, Hardy, Behier, Gubler, Monneret, ont écrit dans ce sens, et enfin Trousseau et Peter ont affirmé que le rhumatisme attaquait surtout les articulations les plus fatiguées.

« Mais c'est surtout à Peter, dit Ernest Besnier, que l'on doit l'expression la plus saisissante et la formule la plus mécanique de cette vérité d'observation qui a fourni l'occasion d'une de ces généralisations brillantes si familières à ce savant distingué, et dans laquelle il a montré que ce n'était pas le froid qui *déterminait* les localisations du rhumatisme articulaire, premières ou principales; mais que l'excès de fatigue, l'usure, la prolifération exagérée, constituaient pour les articulations comme pour l'endocarde et le péricarde, une imminence morbide de premier ordre, et que ces surfaces n'étaient pas premièrement frappées à cause de leur étendue, mais bien à cause de l'excès de charge, de frottement, de travail, qui leur incombait. » (Dict. de Dechambre, t. IV, p. 477.)

Pour les articulations, Peter commente à l'avantage de sa théorie, les 93 cas de rhumatisme articulaire aigu, observés par Monneret, et pour ce qui regarde les séreuses, il montre les plaques laiteuses du péricarde et les plaques athéromateuses et cartilagineuses de l'endocarde, apparaissant surtout sur les points les plus fatigués de ces membranes.

En partant de ce principe, ce serait donc à la partie externe et moyenne de la plèvre que nous devrions rencontrer le bruit caractéristique du rhumatisme, dans cette partie la plus fatiguée par suite de l'amplitude plus considérable du mouvement costal en cette région.

Avant de donner, à l'appui de mon opinion, quelques nouvelles observations, je tiens à faire connaître les suivantes que j'ai trouvées dans le tome IV, pages 508 et 542, de la *Clinique* d'Andral.

Il s'agit d'un homme de 50 ans, scieur de long, à la peau brune, aux muscles très développés, aux formes athlétiques, et qui disait avoir depuis plusieurs années une toux habituelle, qui d'ailleurs ne l'incommodait nullement. La disparition brusque de douleurs rhumatismales fut suivie d'une pleuro-pneumonie avec épanchement double.

A l'autopsie, on trouva tout à fait *à la superficie de la surface externe du poumon droit,* huit ou dix petits tubercules ramollis.

La seconde observation concerne un homme, âgé de 40 ans, et qui était atteint d'un rhumatisme aigu lorsqu'il entra à la Charité, le 1er mars. La douleur était fixée sur les deux genoux et le poignet gauche.

Tout à coup, le rhumatisme disparaît et en même temps une vive douleur se manifeste au dessous du sein droit, etc.

Le 4 mai, expectoration abondante de liquide purulent. — La mort arrive le 5.

A l'autopsie, vaste épanchement du côté droit. *A la surface externe de ce poumon,* non loin de la scissure interlobaire, existait une ouverture qui établissait une communication directe entre la cavité de la plèvre et les bronches.

Certes, je n'ai pas la prétention de donner ces deux observations comme très concluantes, mais on m'accordera qu'il est assez curieux de constater que chez ces arthritiques dont la pleuro-pueumonie avait coïncidé avec la suppression de douleurs rhumatismales, le point de départ se trouvait au point d'élection que j'ai signalé, c'est-à-dire : *à la partie externe du poumon;* dans cette partie la plus fatiguée, comme je viens de le dire, par suite de l'amplitude plus considérable du mouvement costal.

Il est une autre question à laquelle j'attache une certaine importance.

En lisant la clinique de Gueneau de Mussy, et arrivé à l'article : Rhino-bronchite spasmodique, nom qu'il donne à ce qu'on appelle asthme de foin, le *hay-fever* des anglais j'ai été frappé du rapprochement sérieux qu'il est possible d'établir entre les symptômes de la congestion arthritique et ceux de cette maladie improprement appelée *asthme de foin*.

Malheureusement, les signes fournis par l'auscultation ne sont pas nombreux, mais j'ai la certitude que dans la plupart des observations relatées, on eût trouvé sous l'un ou l'autre bras le bruit caractéristique que je signale.

La lecture de la seconde leçon de Gueneau de Mussy ne m'a pas laissé de doutes, car il ne balance pas à admettre la nature arthritique de la rhino-bronchite spasmodique.

Sans admettre la nature rhumatismale de la fièvre de foin, notre savant confrère, M. le Dr Decaisne, disait à l'Académie des sciences, dans sa séance du 25 août 1873, que l'ensemble des symptômes de cette maladie se montrait en toute saison, à la suite d'insolation et de refroidissement, le corps étant en sueur et en particulier chez les emphysémateux exposés ou non à des poussières ou à des émanations irritantes.

Il concluait en disant : J'estime que l'asthme dit d'été, doit être rayé du cadre nosologique comme entité morbide.

Pour mon compte, je n'ai observé à Saint-Honoré que deux cas d'*asthme de foin*, mais dans les deux, j'ai constaté la présence du froissement arthritique.

TRAITEMENT

J'ai besoin de rappeler, en commençant à étudier le traitement de la congestion pulmonaire de nature arthritique que les eaux de Saint-Honoré ont été classées par Ossian Henry au nombre des sulfurées sodiques.

Personne, le savant chimiste de la Pitié, vient d'y trouver la quantité suivante d'arsenic à l'état d'acide arsénique,

SOURCE DE LA CREVASSE,	DES ROMAINS,	DE LA GROTTE
Acide arsénique 0,0012	0,0007	0,0008

Les eaux de Saint-Honoré sont donc des sulfureuses arsénicales et de toutes les sources, la Crevasse est celle qui contient la plus grande quantité de ce principe minéralisateur.

Une eau minérale étant donnée, la tradition plus que séculaire étant connue, il semble au premier abord que rien n'est plus facile au médecin que d'affirmer, en s'appuyant sur l'analyse chimique, quelles sont les maladies qui devront être tributaires de cette eau.

A mon avis, c'est là une grave erreur.

En effet, la tradition quoique souvent respectable ne devient pas moins dans bien des cas l'auxiliaire puissant d'un empirisme aveugle. D'un autre côté, ne s'inspirer que des révélations faites par la chimie, ne rechercher que l'élément qui domine pour en conclure à des effets thérapeutiques, c'est encore s'exposer à de grandes chances d'erreur.

L'élément minéralisateur dominant peut, en effet, ne pas être l'agent principal de la médication, celui qui la caractérise, et ce serait, par conséquent, s'exposer à bien des mécomptes que de baser sur lui l'échafaudage de sa thérapeutique.

Outre la composition chimique, toujours complexe, d'une eau minérale, il existe encore, au moment de son émergence, un je ne sais quoi, qu'un chimiste nomme une force, résultat de combinaisons moléculaires, que j'appellerai dans mon ignorance : *la vie de l'eau*, vie qui anime ce liquide à sa sortie de la terre, et en fait, même loin de la source, un des médicaments les plus puissants que possède l'art médical contre les affections chroniques.

C'est donc par les observations prises sur les malades et par la déduction scientifique des faits observés, qu'un médecin peut être convaincu de l'utilité d'une eau contre telle ou telle affection; peut-être serait-il plus exact de dire : convaincu de son utilité pour tels ou tels malades.

De temps immémorial, par exemple, les eaux sulfureuses ont été employées contre l'herpétisme. Saint-Honoré, comme ses similaires des Pyrénées, revendique sa part de succès; mais il est cependant certains individus à tempérament sanguin, à constitution très forte, apoplectique, si je puis m'exprimer ainsi, chez lesquels je ne les conseillerai jamais et il m'arrive tous les ans de renvoyer à d'autres eaux certains malades, tout herpétiques qu'ils sont, parce que l'expérience m'a appris depuis longtemps que l'action excitante des eaux sulfureuses sur le système sanguin devait les faire contre-indiquer chez les individus sujets à de certaines hémorragies ou à certaines congestions viscérales.

Peut-être quelques-uns d'entre mes confrères s'étonneront-ils de me voir inscrire le rhumatisme au nombre des maladies traitées par les eaux sulfureuses, alors que depuis longtemps il semble être tributaire des eaux alcalines?

Ce serait ici le cas de rappeler l'ancienne lutte entre Prunelle et Petit au point de vue du traitement de la goutte par les eaux de Vichy, et n'ai-je pas fait pressentir ma manière d'envisager la cure du rhumatisme ou plutôt de ses manifestations viscérales, quand j'ai dit qu'il fallait s'occuper encore plus des malades que des affections dont ils étaient atteints?

Le rhumatisant est jeune, il est fort, vigoureux, sanguin, c'est aux eaux alcalines qu'il devra s'adresser.

Est-il avancé en âge, lympathique, à constitution délabrée, affaibli par les excès ou la souffrance, je soutiens que c'est aux eaux sulfureuses qu'il devra demander sinon la guérison, du moins un allégement à ses souffrances et cela par le déplacement de la congestion, alors qu'elle a abandonné les muscles ou les articulations pour se porter sur des organes essentiels à la vie.

Traitement préventif. — L'arthritis étant une maladie trop souvent héréditaire, le première indication qui se présente est l'interdiction absolue d'union entre familles arthritiques, car les enfants pourraient porter avec eux non-seulement la tache originelle rhumatismale, mais encore les éléments d'altérations organiques qui en dépendent. L'évolution du cancer et du tubercule n'est-elle pas, en effet, pour bien des médecins, le triste résultat des dernières manifestations de cette maladie constitutionnelle? Malheureusement, des considérations de fortune ou d'ambition l'emportent trop souvent sur les conseils désintéressés du médecin.

L'enfant né de parents arthritiques devra, de bonne heure, être l'objet de soins particuliers ; il faudra surveiller sa croissance, modifier le tempérament à l'aide d'une hygiène bien entendue, faire le choix d'eaux minérales adaptées aux différents besoins et se bien pénétrer de cette vérité : qu'il est bien plus facile de prévenir que de guérir.

C'est par un traitement minéral employé pendant des années, mais à cette condition, que le médecin pourra refaire une constitution, modifier un tempérament et, par contre, éviter chez ces jeunes malades la congestion pulmonaire rhumatismale qui les menace.

Pour arriver à ce but, l'établissement de Saint-Honoré ne laisse rien à désirer.

Une très belle piscine à eau courante, assez profonde pour qu'il soit possible de s'y livrer à l'exercice salutaire de la natation, nous rend des services signalés ; la température de l'énorme quantité d'eau qui se renouvelle sans cesse, est de 28 degrés centigrades.

C'est surtout, en effet, chez les enfants que nous obtenons d'excellents résultats, chez ces enfants lymphatiques, à tissus mous et relâchés, comme on en voit trop souvent dans les grands centres et chez lesquels le lymphatisme exagéré permet de prévoir pour la jeunesse ou l'âge mûr des affections que l'on peut prévenir en reconstituant les sujets.

Dans la piscine de Saint-Honoré, les enfants se livrent à des exercices qui développent leurs muscles, dilatent leur poitrine, activent la circulation et permettent, à la sortie du bain, une réaction bienfaisante.

Je l'ai dit et écrit bien souvent, c'est surtout à cette époque de la vie que l'on doit demander aux eaux minérales une prophylaxie active et les bains de piscine devront toujours être préférés dans ces cas, à moins de contre-indications formelles.

En dehors de la médication thermale, l'arthritique devra, autant que possible, ne pas s'exposer aux variations brusques de température, se vêtir de flanelle, entretenir par un exercice journalier les fonctions de la peau.

L'hydrothérapie, en tonifiant les tissus, en diminuant la susceptibilité de l'enveloppe cutanée, sera, dans bien des cas, un moyen sérieux pour prévenir les congestions, d'autant plus fréquentes, que la circulation générale est moins active.

Une foule de traitements empiriques sont journellement employés contre les manifestations de l'arthritisme et ne sont pas une des moindres causes des congestions pulmonaires.

« Le rhumatisme est rarement dangereux, dit Lieutaud, si on ne donne pas lieu, par un mauvais traitement ou par quelques fautes dans le régime, au transport de la matière morbifique sur les viscères et principalement vers le cerveau et le poumon. »

Traitement curatif. — Je suis bien disposé à partager l'opinion des médecins qui prétendent que la traitement curatif de l'arthritisme n'existe pas. « Les maladies chroniques, a dit M. Pidoux, commencent avec la vie et ne finissent qu'à la mort. Et, plus loin, guérir une maladie chronique, c'est donc supprimer sa manifestation, son évolution, mais non son germe. »

C'est ainsi qu'il faut raisonner touchant le traitement curatif de la congestion pulmonaire arthritique. Je crois qu'il est possible de faire disparaître cette affection, mais la maladie constitutionnelle subsistant toujours, pourra d'autant plus facilement se manifester de nouveau sur les organes pulmonaires, qu'ils auront déjà été atteints plus sérieusement. Voilà pourquoi les malades devront se tenir en garde contre une rechute possible et continuer, longtemps encore, les moyens auxquels ils auront dû l'améliora-tion de leur état.

On a beaucoup discuté, on discute encore pour savoir quelles sont les eaux minérales les plus propres à combattre l'arthritisme et, c'est du moins mon opinion, on ne s'occupe pas assez des arthritiques.

Tant que la science n'aura pas découvert l'essence même de cette maladie constitutionnelle, nous devrons nous borner à rechercher ses sympômes, à combattre ses manifestations et à conseiller telle ou telle médication, suivant l'âge, la constitution, le tempérament du malade; voilà pourquoi nous pensons que les eaux sulfureuses comme les eaux alcalines peuvent revendiquer des succès.

Étudier d'abord son malade avant de faire le choix d'une eau minérale, suivre ensuite assidûment l'action de cette eau sur l'organisme, augmenter, diminuer ou suspendre l'emploi suivant les circonstances ; ne pas oublier qu'avec la même eau on peut obtenir souvent des effets différents, telle doit être la conduite du praticien chargé de combattre le rhumatisme.

Les indications du traitement de la congestion pulmonaire devront donc varier suivant l'âge, la constitution, le tempérament du malade, et, tout en tenant grand compte de l'influence des eaux alcalines, je crois que dans bien des cas c'est aux sulfureuses qu'il faut avoir recours. Ces congestions, en effet, ont lieu souvent chez des individus lymphatiques, scrofuleux, ou chez lesquels le sang est appauvri, soit par l'âge, soit par la souffrance. Dans ces conditions, il faut se souvenir que les eaux sulfureuses sont parfaitement indiquées. L'excitation qui leur est particulière pourra d'autres fois être d'un grand secours en faisant reparaître des hémorragies supprimées ou bien en rappelant aux articulations les douleurs disparues. Ces résultats, je les ai obtenus non-seulement à Saint-Honoré, mais encore par l'emploi de nos eaux transportées. Je donnerai plus loin une observation qui prouvera, d'une manière évidente, ce que l'on peut obtenir, dans certaines congestions arthritiques, par l'usage des eaux prises loin des sources.

Cette opinion est du reste celle d'un de nos distingués confrères, Lambron : « Nos eaux, dit-il, sont très efficaces pour guérir ou déplacer les rhumatismes qui sont fixés sur les organes internes et produisent des coryzas chroniques, des irritations du larynx, des bronchites, l'ébranlement et la chute des dents, des vertiges, des migraines, etc. Mais une condition essentielle de succès pour tous ces cas morbides, c'est que tout caractère inflammatoire soit tombé ou soit en voie de disparition. » J'ai eu à traiter à Saint-Honoré un assez grand nombre de congestions pulmonaires arthritiques, et je peux assurer que j'ai obtenu de beaux résultats en employant nos eaux en boisson, en bains, en douches, en inhalations, suivant les sujets.

L'étude de ces différents moyens m'entraînerait trop loin, si je voulais ici faire connaître les avantages et surtout l'opportunité de chacun d'eux. Ce que je tiens à certifier, c'est qu'une expérience de dix-huit années m'a prouvé que, dans bien des cas, c'est aux eaux sulfureuses qu'il faut s'adresser quand on a besoin de reconstituer le rhumatisant quand cette maladie est liée au lymphatisme ou à la scrofule, et que, dans la congestion pulmonaire, elles devront être souvent préférées en raison même de leur excitation, parce qu'il en résultera, suivant l'expression de M. Durand-Fardel, un réveil plus violent de l'activité tégumentaire.

OBSERVATIONS

Mon premier travail s'appuyait sur trente-neuf cas de congestion pulmonaire. Sur ce nombre, un seul n'avait pas présenté le symptôme que je considère comme caractéristique de l'arthritisme.

En consultant les observations que je possède depuis dix-huit ans, j'ai pu en recueillir plusieurs, dans lesquelles j'avais noté le froissement arthritique à la partie externe du poumon, alors que je n'ajoutais pas à ce bruit toute l'importance que j'y attache aujourd'hui.

De nouveaux malades ont été observés, et en somme, je possède cent cinquante-un cas de congestion pulmonaire de nature arthritique qui se répartissent ainsi :

Le froissement arthritique a été observé du côté droit........................ .... 63 fois.

Du côté gauche........................... 28 »

En même temps des deux côtés .... 41 »

Pendant le traitement, j'ai pu constater qu'il était entendu alternativement des deux côtés.... 9 »

Enfin dans des congestions que tout me faisait regarder comme arthritiques, je ne l'ai pas entendu 10 »

Total......... 151 »

En résumé, ce serait donc à la partie externe du poumon droit qu'on entendrait le plus habituellement le symptôme que j'ai décrit ; par ordre de fréquence, il se rencontrerait ensuite des deux côtés à la fois de la poitrine, et ce serait à gauche qu'il serait perçu le moins souvent.

Enfin, dans neuf observations, je l'ai constaté d'une façon certaine, tantôt d'un côté, tantôt de l'autre, et dix fois je n'ai pas pu l'entendre, quoique les antécédents du malade et les autres symptômes de l'affection me donnassent le droit de diagnostiquer une congestion de nature rhumatismale.

Voici maintenant quelques nouvelles observations à l'appui de ce moyen de diagnostic.

OBSERVATION I.

M. X..., instituteur, 49 ans, constitution forte, sanguin, nerveux, est pris de douleurs rhumatismales en 1866; les membres supérieurs et inférieurs sont successivement atteints.

Après trois années de souffrances, M. X... se rend à Néris d'où il revient débarrassé de ses douleurs, mais avec un coryza qui persiste jusqu'en 1871 et que fait cesser subitement l'apparition d'une bronchite.

En 1873, le 25 janvier, nouvelle bronchite, le malade remarque quelques filets de sang dans ses crachats et à partir de cette époque, la toux persiste, fréquente, la nuit surtout et accompagnée d'une expectoration abondante. M. X.... vient me consulter le 24 juillet.

État. — Amaigrissement, faiblesse extrême ; les nuits sont assez bonnes depuis quelques jours, mais au réveil il tousse et expectore abondamment. Il existe sous le sein droit une légère douleur dans les fortes inspirations et pendant les accès de toux.

Auscultation. — A la partie postérieure et supérieure du poumon droit, matité légère coïncidant avec un peu de diminution du bruit respiratoire.

Sous le bras droit, froissement caractéristique ; sous le bras gauche, diminution de la respiration sans matité appréciable.

Traitement. — Eau en boisson, inhalations, grandes douches révulsives. Le 2 août, le malade accuse du mieux dans la poitrine, mais il ressent d'assez vives douleurs dans les épaules.

Auscultation. — Le bruit caractéristique du côté droit est moindre, on l'entend au contraire parfaitement du côté gauche.

11 août. Les forces reviennent rapidement, le malade a pu faire une promenade de plusieurs kilomètres, il est enchanté.

Auscultation. — Rien à gauche, encore un peu de froissement arthritique à droite.

Les douleurs des épaules ont disparu.

M. X... cesse son traitement le 16, on ne peut pas plus heureux du résultat obtenu.

Nouveau traitement en 1874. Début le 12 juillet. M. X... a passé un bon hiver. Au printemps la toux et l'expectoration ont reparu, mais considérablement diminuées depuis que les douleurs rhumatismales se sont fait sentir aux épaules.

L'odorat et le goût laissent encore à désirer. En revanche, il existe une amélioration sérieuse sur l'an passé.

Auscultation. — A gauche, traces de froissement arthritique ; à droite, il est très prononcé.

23 juillet. Légère hémoptysie, qui pourrait bien être due à un séjour trop prolongé dans la salle d'inhalation ; forces diminuées.

4 août. Les forces sont revenues, la toux et l'expectoration sont presque nulles ; l'odorat et le goût reparaissent. Le malade accuse quelques douleurs aux genoux et aux épaules.

Départ le 5 août.

En 1875, H. X... vient faire, par précaution, quelques jours de traitement ; il a très bien passé son hiver ; l'odorat et le goût paraissent et disparaissent ; il a repris toutes ses forces, dort bien et tousse très peu. Les douleurs rhumatismales reparaissent fréquemment dans les jambes et les épaules.

Auscultation. — Encore quelques traces légères de froissement arthritique.

Réflexions. — Il serait difficile de ne pas voir dans cette observation un exemple de congestion rhumatismale.

Nous constatons, en effet, que les douleurs reparaissent à mesure que le traitement agit sur les symptômes pulmonaires.

En face d'une toux opiniâtre, d'une expectoration abondante, souvent suivie de crachats sanguinolents, d'un affaiblissement extrême, nous n'avons pas balancé à soumettre le malade à un traitement révulsif à l'aide de grandes douches et cela parce que nous avions constaté, au lieu d'élection, le bruit caractéristique de la congestion arthritique.

OBSERVATION II.

M. V..., du département de la Nièvre, a 43 ans ; il est nerveux sanguin ; ses parents sont bien portants.

Depuis quelques années, il ressent quelques douleurs rhumatismales légères.

En 1869, à la suite d'une bronchite suivie de grippe, il a été pris d'irritation continue à la gorge et d'accès d'asthme survenant la nuit.

Cet état persiste à ma première visite, le 30 *juin* 1870.

Auscultation. — Quelques râles sibilants à la partie postérieure des deux poumons.

Traitement. — Inhalations, douches de pieds, boisson.

4 juillet. Un peu moins de toux, la nuit a été meilleure.

10 juillet. L'amélioration continue, je ne trouve plus rien à l'auscultation.

Le 20. M. V... quitte Saint-Honoré ne toussant plus, n'ayant plus d'asthme, mais très fatigué par le traitement.

En 1875, je revois le malade qui revient encore cette année le 30 juin. Il me dit qu'après sa saison à Saint-Honoré, il est resté deux ans en parfaite santé.

En 1873, il prend froid et voit revenir la toux, l'expectoration et les accès d'asthme.

En 1874, il va à Cauterets où il consulte notre regretté confrère, Gigot-Suard, mais il ne retire que peu d'amélioration de sa cure thermale.

Auscultation. — Je découvre la présence du froissement arthritique sous le bras droit, et j'assure à M. V... que ce qu'il éprouve est une simple affection rhumatismale. Je le prie de rappeler ses souvenirs. Il me dit alors que ses grands parents étaient goutteux, que lui-même, il y a une douzaine d'années, a souffert de douleurs qui ont occupé alternativement les deux épaules ; il a constamment du sable dans ses urines.

Actuellement il lui arrive de souffrir assez souvent de douleurs sciatiques, au point d'avoir la plus grande difficulté à se relever, quand il est resté longtemps assis.

Traitement. — Bains avec grandes douches, inhalations, douches de pieds, boisson.

Le début du traitement amène des douleurs erratiques assez vives, et un malaise général. Bientôt l'amélioration commence, et le 19 juillet, M. V... part, respirant très bien, ne toussant plus et très content du résultat.

Auscultation. — Je constate encore, le jour du départ, quelques traces de froissement arthritique sous les deux bras.

Réflexions. — Voilà un diagnostic que je dois certainement à la présence de mon symptôme au lieu d'élection.

En 1870, je n'avais vu qu'une bronchite avec asthme.

En 1875, mon diagnostic étant plus certain, M. D... me fait l'historique de toutes les douleurs rhumatismales qu'il a éprouvées, me dit qu'il est né de parents goutteux, et le traitement vient me donner raison.

OBSERVATION III.

M. M..., du département de la Nièvre, a 57 ans ; son tempérament est nerveux ; sa constitution assez forte ; il est né de parents bien portants ; à 17 ans, il a eu quelques douleurs rhumatismales musculaires, puis une bronchite très grave depuis laquelle sont survenues des hémoptysies précédées d'oppression violente.

État le 3 juillet 1872 : oppression habituelle, mais sans hémoptysie; l'hiver il est souvent pris de toux, en se mettant au lit, et le calme revient vers les deux heures du matin, après une expectoration abondante et semblable à du blanc d'œuf. Jamais rien à la peau.

Auscultation. — En arrière, du côté droit, sous l'omoplate et dans les fortes inspirations, on entend quelques bulles de râle crépitant humide.

M. M... me dit qu'il tousse surtout par les temps humides et les variations brusques de la température.

Traitement. — Inhalations, douches de pieds, boisson.

Le 9. D'après les renseignements que me donne encore M. M..., il me semble que je suis en face d'une affection rhumatismale et j'ajoute au traitement un bain, avec grande douche tous les deux jours.

Le 11. Amélioration sérieuse, bon appétit, bon sommeil, beaucoup moins de toux et d'oppression.

Le 22. M. M... quitte Saint-Honoré en bon état. Je ne trouve plus rien à droite, tandis qu'il me semble que la respiration est moins belle à gauche. J'écris sur mes notes : c'est bien là très probablement un cas de rhumatisme viscéral.

En 1873, M. M... revient à Saint-Honoré, je le vois le 12 juillet... A cette époque, j'avais déjà remarqué la présence, presque constante, d'un râle sous-crépitant au lieu d'élection dans les congestions arthritiques, et avant d'interroger le malade je me hâte de l'ausculter. Le bruit caractéristique était manifeste sous le bras gauche.

M. M... me dit qu'il s'est très bien porté jusqu'en janvier, que depuis lors, il a été pris alternativement de douleurs rhumatismales dans les épaules, ou d'oppression avec toux et expectoration comme les années précédentes. Il a éprouvé de plus des palpitations assez violentes et actuellement il souffre d'un lumbago.

Même traitement que l'année passée.

Le 17. La diarrhée survient et me force à suspendre le traitement.

Le 19. Reprise du traitement, la toux et l'expectoration n'ont pas diminué.

Le 22. Amélioration sensible, la grande douche le soulage beaucoup.

Auscultation. — Le froissement arthritique est moindre.

Le 30. M. M... quitte Saint-Honoré, allant bien, et là où s'entendait le bruit caractéristique, je ne trouve plus guère qu'un peu de diminution du murmure respiratoire.

En 1875. Nouvelle saison, le 2 juillet. Depuis 1873, M. M... n'avait plus toussé, mais il y a quelques mois la toux est revenue, alternant avec des douleurs assez vives à l'estomac, aux reins ou à la vessie; l'hiver passé il a été pris très sérieusement du côté des voies urinaires. Un traitement à domicile, par l'eau de Saint-Honoré, l'a débarrassé complétement. Départ en bonne santé le 19.

Auscultation. — C'est sous le bras droit qu'il existe un peu de froissement pleurétique, plus rien à gauche.

Réflexions. — Cette observation est curieuse à plus d'un titre, et d'abord j'avais, en 1872, le pressentiment que l'affection dont était atteint M. M... était de nature rhumatismale. La toux, l'expectoration, la disparition subite des accidents coïncidant avec du rhumatisme, me permettaient, en effet, de le supposer. En 1873, consulté de nouveau par le malade, je me hâte d'ausculter sous les bras et je trouve mon bruit caractéristique.

Il faut tenir compte aussi du résultat obtenu par l'usage de l'eau de Saint-Honoré bue loin de la source. M. M... dit, en effet, que pris de douleurs vives à la vessie, avec difficulté très grande pour uriner et dépôt considérable d'acide urique, il a vu disparaître tous ces accidents par l'eau sulfureuse, dont il a pris vingt-cinq bouteilles.

Enfin, on peut remarquer, dans cette observation, le passage du froissement arthritique d'un poumon à l'autre, alternance que je considère comme un symptôme fréquent de l'arthritisme.

OBSERVATION IV.

M. C..., du département de l'Yonne, a 50 ans, une constitution qui a dû être forte, mais il paraît vieilli par la sonffrance. Son père et sa mère étaient rhumatisants.

Il y a vingt ans, pleuro-pneumonie, à la suite de laquelle il est allé aux Eaux-Bonnes et à Cauterets; la santé depuis lors, jusqu'en 1869, n'a été troublée que par quelques douleurs rhumatismales.

En 1869, iritis grave.

En 1870, au mois de décembre, hémoptysie qui ne s'est pas renouvelée. Séjour pendant les hivers suivants à Pau ou à Menton.

En 1871, rhumatisme généralisé qui le force à se faire traîner dans une petite voiture pendant deux ans.

État le 1er juillet 1874. M. C... marche légèrement courbé. Le rhumatisme a laissé dans l'épaule droite une raideur telle, qu'il ne peut pas quitter son habit sans un aide. La toux est suivie d'expectoration abondante le jour, mais surtout pendant la nuit. Il arrive souvent que le malade est réveillé par la toux, et il se rendort ensuite quand l'accès est passé.

M. C... reconnaît qu'il existe une bascule évidente entre les douleurs rhumatismales et les accidents pulmonaires.

Auscultation. — *A droite et en arrière*, râles ronflants à la partie supérieure du poumon ; à la base, crépitants humides. A droite et en avant, diminution considérable de la respiration. Sous le bras gauche, traces de râles arthritiques.

Sous le bras droit, râles sous-crépitants très distincts.

Traitement. — Inhalations, douches de pieds, eau en boisson.

Le 4 juillet. Le malade vient me dire qu'il n'a pas été réveillé cette nuit par la toux, mais qu'en revanche, il a rendu le matin une expectoration très abondante.

Le 8. M. C... souffre moins de son épaule, il peut enlever son habit sans être aidé, la toux est moindre.

Auscultation. — Il semble que l'air arrive plus facilement au poumon droit, les râles sous-crépitants existent toujours.

Même traitement. Ajouter une grande douche.

Le 9. La douche a été bien supportée et le malade s'en est très bien trouvé.

Le 26. Amélioration sensible, les râles sous-crépitants n'existent plus du côté gauche.

Le 29. M. C... quitte Saint-Honoré, très satisfait. Il y a moins de toux et d'expectoration, les forces sont revenues et l'appétit est excellent.

Auscultation. — La respiration est à peu près normale dans tout le poumon droit, mais le râle arthritique, moins intense il est vrai, persiste cependant sous le bras droit.

M. C... ira passer l'hiver dans le Midi.

En 1875, nouvelle saison. État le 6 août. Le malade a passé un bon hiver à Menton, où il a été pris de quelques douleurs rhumatismales. Il a parfaitement remarqué que la toux diminuait, toutes les fois qu'il souffrait de ses rhumatismes. Actuellement, toux légère et suivie de peu d'expectoration.

M. C... me dit qu'il revient à Saint-Honoré parce qu'il

y a trouvé une très grande amélioration et pour sa bronchite, et pour ses rhumatismes qui, depuis trois ans, ne lui permettaient pas de marcher.

Même traitement que l'an passé.

Le 22. Le malade va tellement mieux que je l'autorise à prendre des douches écossaises qui lui font grand bien.

Le 30 août, M. C... quitte Saint-Honoré en parfait état, et ne ressentant plus que de légères douleurs rhumatismales.

Réflexions. — On ne peut désirer un plus beau résultat, et s'il nous a été donné de l'atteindre, c'est grâce au froissement arthritique que je croyais alors être un râle sous-crépitant. Sans ce moyen de diagnostic, j'avoue que je n'aurais pas osé combattre par de grandes douches d'abord et des douches écossaises ensuite, une affection déjà grave certainement, mais qui pouvait être considérée comme bien plus grave encore.

OBSERVATION V.

M. O..., du département de la Marne, a 56 ans, une forte constitution. Un de ses frères est venu à Saint-Honoré pour une bronchite, en 1860, et se porte très bien depuis cette époque.

Il y a douze ans, M. O... a eu, pour la première fois, des douleurs musculaires, et depuis quelques années, de légers accès de goutte; le dernier l'a retenu huit jours au lit en avril de cette année. Depuis huit ans environ, le moindre froid provoque des rhumes interminables accompagnés d'une abondante expectoration, la nuit et le matin surtout.

Sa dernière bronchite date de trois mois.

État le 22 juin 1874. : M. O... est très fatigué par la toux et l'insomnie, l'appétit est cependant resté bon.

Auscultation. — Aux deux sommets, en arrière, la respiration est diminuée. Sous le bras droit, je constate l'existence du bruit caractéristique de la congestion arthritique.

Traitement. — Eau en boisson, inhalations, douches de pieds. Bains à 35° C. pendant quinze minutes.

Le 1er juillet. L'amélioration est sensible, la toux est bien moindre, mais il survient tous les matins un coryza très fatigant.

Même traitement. Ajouter une grande douche.

2 juillet. Excellent effet de la douche, après laquelle le coryza a disparu pendant plusieurs heures.

Le 4. Douleurs névralgiques sus-orbitaires intermittentes.

Valérianate de quinine.

Le 10. Le malade va très bien. Il n'y a plus de névralgie, plus de corysa; douleurs légères au gros orteil gauche.

Le 13. Le malade quitte Saint-Honoré ne toussant plus; la douleur du gros orteil a disparu; l'auscultation ne découvre aucun bruit morbide.

Même année, 1re septembre. M. O... est tellement satisfait qu'il revient faire une nouvelle saison. L'amélioration persiste, le coryza seul a reparu, le sommeil a lieu cependant la bouche étant fermée.

Auscultation. — Quelques traces de bruit arthritique sous le bras droit.

Le 15 septembre. Départ avec une santé parfaite.

1875. Retour du malade.

28 août. M. O... est enchanté des résultats qu'il a obtenus l'an dernier. Pendant l'hiver, il lui a semblé que la toux allait reparaître, mais elle n'a pas résisté à un traitement fait pendant vingt-cinq jours avec de l'eau de Saint-Honoré qui a amené, me dit-il, une abondante et facile expectoration.

Auscultation. — Encore traces de bruit caractéristique sous le bras droit.

Le 20 septembre. — M. O... quitte Saint-Honoré très bien portant.

Réflexions. — Encore un malade qui est pris de toux et d'expectoration, alors qu'il est sous le coup d'une diathèse arthritique, manifestée d'abord par des douleurs musculaires et plus tard par des accès de goutte.

La constatation du froissement à la partie externe de la poitrine m'engage à soigner cette congestion par l'eau de Saint-Honoré, en boisson, et par des douches révulsives ; la santé ne tarde pas à revenir, en même temps que disparaît le bruit caractéristique.

Ici encore, je ferai remarquer l'excellent résultat obtenu pendant l'hiver par les eaux prises à domicile. La toux, me dit le malade, reparaît en hiver, mais cède bientôt à l'eau de Saint-Honoré prise pendant vingt-cinq jours.

Comme confirmation du résultat que l'on peut attendre des eaux de Saint-Honoré, prises loin des sources, dans le traitement de la congestion pulmonaire de nature arthritique, voici un fait observé il y a deux mois à peine, et que je regarde comme très concluant.

OBSERVATION VI.

Le nommé B..., cultivateur, 49 ans, a dû être très fort, car il est bien charpenté, son tempérament est sanguin.

Le père est mort; la mère qui existe toujours est rhumatisante. B... a été pris de douleurs rhumatismales en Afrique où, me dit-il, il a passé bien des nuits à la belle étoile.

Depuis sa rentrée du service, il a été pris plusieurs fois de rhumatismes, et la dernière atteinte remonte à deux ans

Depuis qu'il ne souffre plus de douleurs, il est souvent pris de toux qui débute toujours par un coryza.

Il y a près d'un mois qu'il est atteint d'une bronchite qui ne le tourmente pas trop le jour, mais ses nuits sont très mauvaises, et il est souvent forcé de se tenir assis pendant plusieurs heures pour tousser et cracher.

Interrogé, le malade me répond qu'il est en effet bien plus souffrant par les changements brusques de température.

État le 5 janvier 1876. — Toux fréquente, expectoration tantôt muqueuse, tantôt très épaisse. Au début des accès, la toux est quelquefois sèche, et c'est alors qu'elle fatigue le plus le malade. Il n'y a pas de fièvre ; l'appétit est conservé, mais il y a de la constipation. Les urines laissent déposer habituellement un sédiment briqueté.

Auscultation. — La respiration est très belle partout, si ce n'est sous le bras droit, où j'entends le bruit caractéristique de la congestion arthritique.

Ce malade, habitant la campagne, a déjà fait une foule de remèdes de bonnes femmes, contre ce qu'il appelle son rhume. Je l'engage à prendre, tous les soirs, un bain de pieds sinapisé et à se mettre à l'usage de l'eau de Saint-Honoré, dont il prendra une bouteille par jour, moitié le matin, moitié le soir, en ayant soin d'en élever la température à l'aide d'une décoction très chaude de patience et de bardane.

Le 25 janvier, B... revient me consulter. Il ne tousse plus, et je suis convaincu que je n'aurais pas eu la chance de le revoir et de constater l'effet produit, s'il n'avait pas été pris d'une sciatique intense pour laquelle je le soigne actuellement.

Auscultation. — Il existe toujours un peu de froissement arthritique sous le bras droit.

Réflexions. — J'ai tenu à donner ici cette observation qui me paraît très intéressante, en ce sens qu'elle montre ce que peut l'eau de Saint-Honoré, alors qu'elle n'est pas secondée par les inhalations et les douches révulsives, pour combattre la congestion pulmonaire arthritique, en rappelant les douleurs rhumatismales supprimées. C'est certainement cette propriété qui a fait donner par Pidoux aux eaux sulfureuses le nom de *génératrices de la goutte*.

OBSERVATION VII.

M. de C..., 41 ans, tempérament nerveux sanguin, forte constitution, né d'un père rhumatisant et d'une mère goutteuse, a depuis longtemps des douleurs musculaires erratiques.

A 23 ans, névrose au cœur qui n'a pas persisté.

En 1870 paraissent des accès d'asthme, arrivant quelquefois le jour, mais surtout la nuit, et accompagnés habituellement de tympanite.

État le 5 août 1875.—Amygdalites fréquentes. En dehors des accès d'asthme, M. de C .. paraît aller fort bien, c'est à peine s'il tousse de temps à autre; il accuse parfois des douleurs lombaires assez vives.

Auscultation. — Râles sibilants des deux côtés, en arrière. Sous les deux bras, symptôme caractéristique.

Traitement. — Eau en boisson, grandes douches.

Le 22, M. de C... part sans avoir éprouvé un seul accès, mais avec des douleurs lombaires très vives.

Auscultation. — Il n'existe plus de râle sibilant, mais le bruit arthritique persiste.

Réflexions. — Cette observation est incomplète, car je n'ai plus eu de nouvelles du malade, mais elle prouve d'une façon convaincante l'importance du froissement pleurétique au lieu d'élection, dans le diagnostic de toutes les affections pulmonaires de nature rhumatismale.

Dans ce cas, l'asthme n'était que la conséquence de la congestion, et rien n'est plus fréquent, en effet, que ces mutations des affections diathésiques, et je pourrais ajouter : rien n'est plus fréquent que leurs transformations.

Certainement, je crois que l'asthme est une névrose, mais derrière la névrose il faut voir, dans bien des cas, l'arthritisme. Trousseau n'a-t-il pas appelé l'asthme une névrose diathésique? Gueneau de Mussy est bien plus explicite, quand il dit : « Des faits assez nombreux témoignent en faveur du rapprochement, admis du reste par la tradition médicale, entre l'asthme et la goutte. »

OBSERVATION VIII.

Mlle D..., 41 ans, tempérament lymphatique-nerveux, assez bonne constitution, a été réglée à 12 ans. Pendant sa jeunesse, elle a été très sujette aux maux de gorge et s'est ensuite assez bien portée jusqu'en 1870. A cette époque, bronchite sérieuse qui reparaît en 1872 et en 1874. Cette dernière persiste encore.

État le 8 juillet 1874. — Toux fréquente et par quintes, surtout la nuit; expectoration abondante qui ressemble à du blanc d'œuf; il n'y a jamais eu d'hémoptysie.

Auscultation. — La respiration est très belle, si ce n'est sous les deux bras où s'entend manifestement le froissement arthritique.

En face de ce symptôme, je demande à Mlle D... s'il n'y a pas de rhumatisants dans la famille. Elle me répond : mon père était couvert de rhumatismes, je l'ai vu pris successivement par toutes les articulations, et cela pendant des mois entiers. J'ai moi-même des douleurs rhumatismales dans le bras et l'épaule gauche, et j'ai remarqué que la toux disparaissait, ou du moins diminuait sensiblement, quand ces douleurs se faisaient sentir.

J'ai aussi souffert, à plusieurs reprises, de l'estomac et je voyais alors diminuer la toux et l'expectoration. Le même phénomène s'est présenté chaque fois que j'ai éprouvé des douleurs névralgiques à la tête.

Traitement. — Inhalations, bains avec grandes douches ; boisson.

10 juillet. La malade se plaint d'une migraine affreuse.

Le 17. La toux est moindre, mais les douleurs névralgiques deviennent de plus en plus intenses, et malgré tous mes efforts pour la retenir, Mlle D... quitte Saint-Honoré toute désolée et bien convaincue que le traitement par les eaux sulfureuses ne lui convient pas.

Réflexions. — Cette observation a une grande valeur au point de vue du diagnostic.

En effet, Mlle D... ne m'avait pas dit un mot de ses douleurs rhumatismales. L'auscultation seule avait suffi pour me convaincre que j'avais affaire à une affection de nature arthritique et l'on vient de voir que les renseignements donnés par la malade elle-même sont venus confirmer la justesse de mon diagnostic.

OBSERVATION IX.

M. M... m'est adressé par un confrère comme rhumatisant. Il est d'une forte constitution, d'un tempérament sanguin ; il a 36 ans, et se livre avec passion à la chasse et à la pêche depuis l'âge de 15 ans. Son père était goutteux et sa mère est atteinte de rhumatisme.

Il y a dix ans environ, et en revenant d'une partie de

pêche, il ressentit une douleur très vive à l'épaule droite; depuis lors, la douleur est revenue souvent et il lui est arrivé de souffrir au point qu'il ne pouvait faire aucun mouvement du bras, et qu'il lui semblait que l'articulation de l'épaule était ankylosée.

État le 2 juillet 1875. — De l'avis de son médecin, M. M... est atteint de congestion pulmonaire arthritique et il a constaté lui-même que toutes les fois qu'il souffrait de l'épaule, il ne ressentait rien à la poitrine, mais aussitôt que la douleur rhumatismale disparaissait, il était repris de toux et d'abondante expectoration, pendant la nuit surtout.

Auscultation. — Froissement arthritique très prononcé sous le bras gauche.

Traitement habituel.

Le 8. M. M... me dit qu'il a craché ce matin, pendant des efforts considérables, un demi-verre de sang et que depuis ce moment il ne ressent plus rien à la poitrine mais qu'il a continuellement des vertiges.

Auscultation. — Le bruit caractéristique a presque complétement disparu. — Cessation du traitement, léger laxatif.

Le 12. Le malade va mieux, le traitement est repris.

Le 19. Amélioration persistante.

Le 21. M. M... quitte Saint-Honoré, ne toussant plus, allant très bien. Je ne retrouve plus rien à l'auscultation et j'écris sur mes notes : Très beau résultat.

Réflexions. — Cette observation n'a pas besoin de commentaire. Malade et médecin avaient reconnu, à la lecture de ma brochure, la nature de la bronchorrée ; le froissement pleurétique au lieu d'élection vient leur donner raison et le succès confirme mon diagnostic.

OBSERVATION X.

M. H..., de Paris, a 56 ans, forte constitution, son père est goutteux et sa mère rhumatisante. La santé a été parfaite jusqu'à 50 ans. A cet âge, il a été atteint d'un rhumatisme articulaire aigu aux deux genoux et pour lequel il est allé à Aix pendant trois années consécutives.

En 1869, douleurs néphrétiques avec sortie de quelques petits calculs.

En 1870, nouvelles douleurs néphrétiques avec émission de graviers nombreux.

En 1874, les douleurs ont reparu, mais avec une moindre gravité.

En 1875, le 10 janvier, M. H... est pris d'une bronchite grave, avec expectoration abondante, et qui s'est éternisée; depuis quinze jours seulement, il est survenu une légère amélioration.

État le 18 juin 1875. — Le malade est devenu anémique, nerveux, il éprouve une oppression continuelle avec des douleurs à la région du cœur qui semblent traverser la poitrine et arriver jusqu'à l'omoplate du côté correspondant. Les fortes inspirations sont douloureuses et suivies de toux. C'est à peine si le malade peut répondre à mes questions.

Auscultation. — Respiration normale partout, si ce n'est sous le bras gauche où je trouve mon bruit arthritique.

Au cœur, bruit de souffle au premier temps.

Traitement. — Bains avec douche ; eau en boisson.

Le 18 au soir, le malade revient me voir ; il est désolé, il ressent des douleurs atroces dans le côté gauche de la poitrine, l'oppression est énorme.

Le 19. Même état. M. H... me dit qu'il a cru mourir

cette nuit, tant la dyspnée était grande. Les douleurs de côté lui faisaient pousser des cris et arrêtaient brusquement la respiration.

Même traitement. Potion avec l'alcoolature d'aconit. Badigeonnage avec la teinture d'iode.

Le 20. Nuit meilleure.

Le 21. Le malade reconnaît un mieux sérieux, il a rendu ce matin une quantité considérable de sable dans ses urines.

Auscultation. — Toujours même symptôme au lieu d'élection.

Le 22. Nuit bonne. Beaucoup de sable dans les urines.

Le 27. Le malade est très content du résultat obtenu. Il dit qu'il a ressenti, cette nuit, une douleur excessivement aiguë à la cuisse droite, douleur passagère, qu'il compare à une brûlure et qui s'est fait sentir au moins quarante fois, depuis minuit jusqu'au matin.

Auscultation. — Les froissements arthritiques ont diminué.

Le 29. Il n'y a plus de douleurs à la poitrine. Le malade va très bien, il ne tousse plus, ne crache plus et sent ses forces revenir.

Je prescris une douche écossaise.

Le 7 juillet. M. H... quitte Saint-Honoré en parfaite santé, mais il reste encore des traces, sous le bras gauche, du symptôme caractéristique de l'arthritis.

Réflexions. — La diathèse arthritique n'était-elle pas évidente? La congestion pulmonaire coïncidait avec la suppression des douleurs rhumatismales, mais les accidents paraissaient tellement sérieux qu'il a fallu une très grande confiance dans le diagnostic pour soumettre le malade au traitement qui devait le guérir. Or, cette confiance était basée sur la présence du bruit arthritique au lieu d'élection.

OBSERVATION XI.

Le malade qui fait le sujet de cette observation a été traité à Saint-Honoré, pendant trois années consécutives. J'ai donné dans mon premier travail un compte rendu de ce cas intéressant ; pour 1873, je reproduis textuellement ce que j'ai écrit, afin que le lecteur puisse avoir un aperçu complet des phénomènes relatés en 1873, 1874 et 1875.

M. L... a 52 ans, une forte constitution, un tempérament bilieux ; sa mère était rhumatisante.

A 18 ans, à la suite d'un grand froid, il expectora quelques crachats rosés. A 21 ans, les mêmes accidents eurent lieu, et depuis la santé avait été bonne.

En décembre 1872, il fut pris de douleurs rhumatismales, qu'il attribua à son habitation dans une maison nouvellement bâtie. Ces douleurs erratiques alternèrent bientôt avec une toux qu'il expliquait par une succession de bronchites. Le médecin consulté fit prendre de l'eau sulfureuse, des pilules arsenicales, du phosphate de chaux, etc.

En février 1873, hémoptysie légère, mais qui persiste pendant trois jours. Pas de fièvre, pas de perte de l'appétit.

Arrivé à Saint-Honoré le 20 juin.

État. — Toux, avec expectoration abondante la nuit, et le matin au réveil, légère douleur sous le sein droit. De temps à autre, douleurs rhumatismales erratiques ; les mains sont très chaudes à l'intérieur ; il n'y a pas cependant de fièvre et l'appétit est excellent.

Auscultation. — Rien du côté droit, mais sous le bras du côté gauche existe un bruit que je prenais alors pour du râle sous-crépitant.

Le malade est soumis au traitement thermal en vue

d'une congestion arthritique. Après quelques jours, les bains rappellent un lumbago, et la douleur du sein disparaît.

Le 14 juillet. M. L... quitte Saint-Honoré, ne toussant presque plus, et ne présentant plus rien à l'auscultation.

En 1874, nouvelle saison.

Le 10 juin. M. L... me raconte qu'en quittant Saint-Honoré, il est allé habiter une campagne qu'il possède sur les bords d'une rivière. Sa santé a été parfaite jusqu'au mois de septembre. Un soir, il est rentré de la pêche avec de la toux et quelques crachats rosés. Craignant de devenir sérieusement malade à la campagne, il rentre à Paris, son état s'améliore, mais après son dîner, il remarque un peu de sang dans ses crachats.

En janvier, M. Bouillaud consulté ne trouve rien ni au cœur ni à la poitrine et dit, d'après le malade, que le sang est le résultat d'une simple exsudation. Un régime lacté est prescrit.

M. le Dr Bourdon, consulté quelque temps après, ordonne des préparations arsenicales. Ces différents traitements restent sans résulat, et M. L... me dit, qu'en dehors des eaux de Saint-Honoré, il n'y a que l'huile de foie de morue qui lui soit profitable.

Actuellement la toux est fréquente, accompagnée le soir de crachats rosés ; l'appétit laisse à désirer, le sommeil est souvent interrompu.

Auscultation. — Sous le bras droit, *râle sous-crépitant caractéristique.* (L'an passé ce *râle* existait sous le bras gauche.)

Le 13. La nuit a été meilleure, à peine deux ou trois accès de toux.

Le 20. L'amélioration continue. Le 17, il y a eu une grande quantité de crachats rouillés. Le malade me fait remarquer que l'an passé ses bains provoquaient des douleurs rhumatismales très vives et qu'il n'en est pas ainsi cette année.

Auscultation. — *Mêmes râles.*

Le 27. M. L... va très bien, ne tousse plus et ne rend plus de crachats rosés. L'appétit est excellent et le sommeil réparateur.

Auscultation. — Diminution sérieuse *du râle caractéristique,* mais dont on trouve encore les traces sous *le bras droit.*

Le 3 juillet. Départ de M. L... en bonne santé.

En 1875, nouveau séjour à Saint-Honoré.

Le 22 mai. L'hiver a été excellent, à part quelques accès de toux très passagers et quelques crachats rosés survenant de temps à autre. Comme j'assure le malade de la nature rhumatismale de son affection de poitrine, il me dit qu'il se souvient d'avoir été pris, il y a une vingtaine d'années, d'une douleur subite à l'articulation tibio-tarsienne et tellement intense qu'il crut s'être donné une entorse. Quelques jours après tout avait disparu.

Cet hiver, il a ressenti aussi, dans les deux genoux, des douleurs brusques qui s'arrêtaient tout à coup et disparaissaient aussi subitement après quelques minutes.

Auscultation. — Encore trace *du râle caractéristique* à droite.

Le 11 juin. M. L... quitte Saint-Honoré en très bonne santé.

Réflexions. — Ce cas de congestion pulmonaire pouvait certainement être pris pour une affection bien plus sérieuse, et on a le droit de se demander ce qu'il serait survenu si le traitement ne l'avait pas déplacée.

C'est encore au froissement arthritique que j'ai dû mon diagnostic. Deux de nos plus savants confrères, consultés, ne trouvent absolument rien aux poumons, ni au cœur.

J'applique à mon tour l'oreille dans une région que *bien des médecins n'ont pas l'habitude d'explorer*, et j'y trouve mon bruit caractéristique. J'en conclus que le malade est atteint d'une affection de nature rhumatismale, le traitement vient confirmer mon diagnostic.

OBSERVATION XII.

M. le vicomte de X... a 64 ans, son tempérament est sanguin, sa constitution très forte. On lui a dit qu'un domestique lui avait communiqué la gale pendant sa première enfance.

A 20 ans, fluxion de poitrine; de 20 à 30 ans, il a été saigné tous les ans.

Il y a douze ans, prurigo qui n'a fait que paraître et disparaître et qui avait été précédé, six ans auparavant, par une sueur habituelle et qui continue.

État le 20 mai 1873. — La respiration, habituellement pénible, devient anxieuse aussitôt que le malade fait le moindre mouvement. Des râles sibilants s'entendent à distance. La toux est fréquente, grasse et suivie d'une expectoration abondante et épaisse. L'estomac laisse à désirer et les digestions sont accompagnées de pyrosis. D'anciennes douleurs à l'épaule rendent impossibles les mouvements du bras droit, et il lui faut un aide pour prendre et quitter ses vêtements.

Depuis huit jours il existe un prurigo généralisé mais qui couvre surtout la partie postérieure du tronc.

Les sueurs, dont l'apparition, comme je l'ai dit, remonte à dix-huit ans, sont tellement considérables que les matelas de son lit sont mouillés toutes les nuits.

Auscultation. — Râles sibilants et ronflants répandus dans toute la poitrine et qui ne permettent pas d'entendre le murmure respiratoire.

J'écris à l'observation : catarrhe herpétique, et j'institue un traitement en conséquence.

Le 9 juin. M. le vicomte de X... quitte Saint-Honoré, avec une amélioration très légère, et en me promettant de revenir avant peu.

Retour le 15 août.

Je suis d'autant plus heureux de revoir le malade, qu'il m'était resté quelques doutes, au point de vue de la nature de son affection, et que depuis son départ, mon attention s'était portée vers le diagnostic des affections arthritiques.

Je me hâte de l'ausculter, et outre les *râles* sibilants qui remplissent encore la poitrine, je constate sous le bras droit mon bruit caractéristique.

— Vous devez avoir eu des rhumatismes? lui dis-je.— Il y a douze ans, me répond-il, en même temps que j'étais atteint de prurigo, je fus pris de douleurs rhumatismales généralisées que j'ai ressenties depuis bien souvent et qui m'ont comme paralysé le bras droit.— Je retrouve, en effet, dans mes notes les mêmes renseignements, qu'il m'avait donnés au mois de mai.

— En quittant Saint-Honoré, ajoute le malade, j'ai été couvert d'une éruption considérable de boutons dont je ne suis point encore complétement débarrassé.— M. X... portait en effet à la partie postérieure du tronc quelques traces de furoncles et des pustules d'ecthyma.

Traitement. — Bains avec grande douche ; eau en boisson.

Le 21. Amélioration sensible du côté de la respiration, mais il est survenu des douleurs de sciatique.

Le 28. Diminution de la toux, de l'expectoration, et, ce qui rend surtout le malade très heureux, diminution sensible de la transpiration. La douleur sciatique n'existe plus.

Auscultation. — A peine encore quelques *râles sibilants* du côté droit, le bruit arthritique persiste. Départ du malade.

En 1874, M. le vicomte de X... revient à Saint-Honoré. Son état est relativement très bon. Les mouvements de l'épaule et du bras sont devenus faciles; le pyrosis a disparu; la respiration, quoique gênée encore, n'est plus accompagnée de ces *râles* que l'on entendait à distance; la toux et l'expectoration sont moindres, et ce qui l'enchante surtout c'est qu'il transpire beaucoup moins.

Auscultation. — Encore des râles ronflants et du râle sibilant à droite.

Le bruit caractéristique est toujours le même.

14 août. M. de X... quitte la station thermale, allant aussi bien que possible et transpirant à peine.

Réflexions. — Voici un malade qui me dit avoir été atteint de la gale, qui a eu un prurigo il y a douze ans, et qui depuis huit jours en éprouve une nouvelle atteinte. Je suis tenté de mettre sur le compte de la diathèse herpétique tous les accidents pulmonaires que je constate, je lui donne mes soins en conséquence et je n'obtiens qu'une amélioration très légère.

Trois mois après, le malade revient à Saint-Honoré. Le froissement arthritique au lieu d'élection, que je trouve sous le bras droit, me fait changer de manière de voir. Je traite le malade en vue d'une diathèse arthritique et on vient de lire le résultat obtenu.

Est-il possible de ne pas affirmer l'importance du diagnostic dont je suis heureux d'être le promoteur ?

OBSERVATION XIII.

M. O... a quarante-cinq ans, d'une assez bonne constitution, son tempérament est sanguin, nerveux, son père est rhumatisant, sa mère est morte d'une affection de poitrine à quarante-cinq ans.

En 1870, il a eu un lumbago, et quelques mois après une névralgie sciatique. Depuis cette époque, le rhumatisme s'est porté deux fois aux genoux, et cette année l'auriculaire et l'annulaire de la main gauche ont été le siége de vives douleurs.

En 1870, rhume qui s'éternise avec expectoration abondante.

M. Vulpian consulté ne trouve rien aux poumons, mais conseille les eaux sulfureuses.

En 1872, nouveau rhume au début de l'année; la toux persiste très forte jusqu'en mai et disparaît complétement à la suite d'un traitement fait à la Bourboule.

Cet hiver, M. O... a eu trois bronchites. M. Vulpian constate de l'anémie globulaire, une pharyngite granuleuse, et conseille de nouveau les eaux sulfureuses et des gargarismes avec l'eau de Vichy.

Je vois à Saint-Honoré, M. O... le 29 juillet 1874.

État. — Absence de fièvre, toux, expectoration, enrouement. Au laryngoscope, je constate la rougeur des cordes vocales inférieures.

Auscultation. — Froissements pleurétiques caractéristiques sous le bras gauche.

Bains avec douches, inhalations, boisson.

11 août. La toux et l'enrouement n'existent plus, il reste une douleur assez vive, qui embarrasse la déglutition.

Auscultation. — Les bruits caractéristiques persistent.

Le 18. M. O... vient me dire qu'il y a eu de la toux et de la fièvre, je l'engage à se reposer.

Le 22. Reprise du traitement.

Le 27. Le malade va très bien, les cordes vocales ont repris leur coloration nacrée.

Auscultation. — Disparition complète du symptôme caractéristique de l'arthritis. M. O... part le 29.

Réflexions. — Outre la congestion pulmonaire, que le froissement pleurétique au lieu d'élection nous permet de diagnostiquer facilement, le malade présentait encore cette laryngite rhumatismale qui, prise au début, ne résiste pas, en général, à la médication sulfureuse et qui présente cette particularité remarquable, c'est de se porter alternativement à droite et à gauche avant de disparaître définitivement.

OBSERVATION XIV.

M. C..., de la Nièvre, a quarante-trois ans, sa constitution est très forte, son tempérament sanguin, il a éprouvé, il y a quatorze ans, des douleurs rhumatismales aux épaules.

Arrivé à Saint-Honoré le 22 juillet 1871.

État. — Depuis cinq semaines, M. C... a été repris de toux avec expectoration et fièvre. La fièvre n'existe plus aujourd'hui. Il porte sur le front une éruption assez confluente d'acné et me dit qu'il est très sujet aux éruptions furonculeuses.

Les urines laissent déposer une quantité notable de sable rouge.

Auscultation. — Le poumon gauche en arrière, à sa partie moyenne et inférieure, est rempli de râles sous-crépitants humides. *Des râles* semblables, mais beaucoup moins humides et à plus petites bulles, existent sous le bras du même côté.

Je crois pouvoir diagnostiquer une affection rhumatismale, en m'appuyant sur les antécédents du malade et les éruptions assez caractéristiques qu'il présente.

Traitement. — Bains avec grandes douches ; inhalations, boisson.

Le 29 juillet. Les râles crépitants n'existent plus, les *sous-crépitants* seuls sont toujours entendus sous le bras. Douleurs très vives dans les jambes.

Le 8 août. Diminution de la toux. Les douleurs des jambes persistent.

Le 16. La poitrine va très bien. Une éruption érythémateuse occupe le bras gauche et une partie du dos, ce qui effraye le malade, qui, malgré mes instances, part le 20.

Auscultation. — Il n'y a plus de traces de froissements arthritiques. J'écris au bas de l'observation : Très beau résultat.

En 1872, M. C... vient passer dix jours à Saint-Honoré, il va très bien et s'est parfaitement porté depuis le traitement qu'il a fait ici.

En 1874, M. C... revient pour la troisième fois, le 14 juillet.

État. — Il regrette beaucoup de ne pas être venu l'an passé, car il est actuellement atteint de crises d'asthme qui paraissent invariablement par les temps humides. Pendant son séjour à Paris d'où il arrive, il avait la respiration tellement courte qu'il avait la plus grande peine à arriver à sa chambre située cependant au premier étage.

M. C... est désespéré. Il a consulté à Paris le docteur Hérard et le docteur Cornil qui, tous les deux, l'ont engagé à faire un traitement arsenical.

Auscultation. — A la base, à droite et en arrière, râles crépitants très abondants.

Sous le bras gauche, bruit arthritique très fin.

Sous le bras droit, mêmes bruits mais très abondants.

Je copie textuellement la phrase suivante que je trouve dans mes notes : « Le cas est très grave, mais j'ai certainement devant moi une affection de nature arthritique. Je serais bien fier si je pouvais soulager M. C... »

Traitement habituel.

Le 17. Je remarque déjà du mieux, le malade a rendu une grande quantité de sable par les urines. Comme je lui annonce que je suis convaincu de la nature rhumatismale de son asthme, il me raconte toutes les douleurs qu'il a éprouvées et qu'il n'a plus senties depuis l'invasion de son affection de poitrine, si ce n'est pendant son premier séjour à Saint-Honoré.

Le 21. La toux et l'expectoration ont cessé ; la respiration est bien plus libre, il existe quelques points douloureux à la partie externe de la poitrine. Il n'y a pas eu de véritables crises d'asthme.

Le 25. Le mieux continue, pas d'accès.

Auscultation. — Il n'existe plus de froissement pleurétique au lieu d'élection.

Le 5 août. M. C... part on ne peut plus heureux.

Réflexions. — Encore une observation dans laquelle j'avais cru devoir diagnostiquer l'arthritisme, simplement à cause des antécédents du malade et de l'éruption à laquelle il était sujet.

En 1871, j'avais bien noté ce que je croyais alors du râle sous-crépitant à la partie externe de la poitrine, mais comme je l'ai déjà dit, ce symptôme n'avait pas alors pour moi l'importance que je lui reconnais aujourd'hui.

C'est en 1874 que j'ai été convaincu de la jutesse de mon diagnostic et que j'ai pu débarrasser complétement le malade de sa congestion pulmonaire et de l'asthme qui en était la conséquence.

OBSERVATION XV.

M. D..., de l'arrondissement de Charolles, a soixante-dix ans. C'est un ancien militaire, sa constitution a dû être très forte, son tempérament est nerveux. Sa mère est morte d'une affection d'estomac. Je le vois pour la première fois le 6 juillet 1872.

État. — La coloration du teint est jaune-paille. Les forces sont nulles, c'est à peine si M. D... a pu se traîner jusqu'à mon cabinet. La toux est incessante, avec une énorme expectoration dans laquelle on remarque, de temps à autre, un peu de sang. Le malade se croit perdu et les personnes qui l'entourent partagent la même opinion.

Tout en étant bien convaincu, *a priori*, de l'inutilité d'un traitement sulfureux, et n'osant l'examiner dans mon cabinet, vu sa faiblesse extrême, je conseille à M. D... d'aller se mettre au lit où j'irai le voir.

A ma seconde visite, je le trouve assis sur son lit et ne pouvant respirer que dans cette position.

Auscultation. — Râles sous-crépitants, de l'œdème à la base des deux poumons en arrière.

Sous le bras gauche, froissements arthritiques abondants.

J'engage le malade à avoir confiance et je lui dis que je suis très disposé à croire que l'affection dont il est atteint est une simple manifestation rhumatismale.

Il me répond alors qu'il a des rhumatismes depuis quarante ans ; que la première bronchite sérieuse qu'il a éprouvée lui est venue, il y vingt ans, à la suite d'un séjour prolongé dans ses granges, par un temps froid et humide.

Depuis cette époque, il a été pris tous les sept ou huit ans de bronchites très graves, souvent accompagnées de crachements de sang.

Il y a six ans, il est resté trois semaines au lit pour des douleurs rhumatismales aux jambes. Il y a trois ans, un lumbago l'a tenu alité pendant trois semaines.

Enfin, il y a deux mois, le bras gauche a été atteint et, pendant quinze jours environ, il n'a pu se servir de ce membre.

Je demande à M. D... si la toux était aussi fréquente alors qu'il souffrait de ses rhumatismes. Il me répond qu'elle disparaissait complétement.

Je l'assure alors que l'élément rhumatismal domine la situation et que je trouve sous le bras gauche un bruit qui me permet d'affirmer mon diagnostic.

Là où vous entendez ce bruit, me répond-il, j'ai éprouvé en avril une douleur très vive et qui a fait croire à un début de pleurésie. Cette douleur m'était venue après avoir séjourné assez longtemps dans ma cave, le corps étant en sueur. C'est surtout depuis cette époque que je suis atteint de cette affreuse toux à laquelle je ne peux plus résister.

Traitement. — Le malade est tellement faible que je n'ose pas lui faire administrer une douche. Je prescris simplement des inhalations, de l'eau en boisson et des bains de pieds.

Le 20 juillet. Le malade va mieux de jour en jour, la toux diminue, les forces reviennent; il peut faire tous les jours des promenades, et il est tellement heureux qu'il en abuse et est pris d'un accès de fièvre assez sérieux.

Comme il n'habite pas loin de Saint-Honoré, et que son état le permet, je l'engage à aller se reposer chez lui, ce qu'il fait, et il revient continuer son traitement le 20 août.

L'amélioration a persisté, les forces sont revenues, il n'y a presque plus de toux.

Je prescris, outre le traitement suivi au début, une grande douche révulsive tous les deux jours.

M. D... part le 9 septembre en parfaite santé; les râles crépitants et *sous-crépitants* ont disparu complétement. Il reste seulement un peu de toux au moment des variations atmosphériques.

Réflexions. — Cette observation est une des plus belles que je possède. Voici en effet un malade qu'à première vue je regarde comme perdu : sa faiblesse est extrême, il tousse et expectore continuellement. Sa mère est morte d'une affection à l'estomac, la coloration jaune-paille indique assez une altération séreuse des liquides. Il a de plus 70 ans, tout enfin me fait craindre une terminaison funeste.

La découverte du froissement arthritique me donne la certitude que j'ai à combattre une congestion de nature rhumatismale, et le traitement me donne raison.

Ce malade arrivé à Saint-Honoré, pâle, amaigri, sans forces, pouvant à peine se tenir debout, avouant qu'il lui est impossible de résister plus longtemps à des accès d'une toux effrayante et qui se renouvellent sans cesse, ce malade, dis-je, quitte Saint-Honoré parfaitement portant.

J'avoue, en toute sincérité, que si je n'avais pas constaté au lieu d'élection la présence du symptôme caractéristique de l'arthritis, j'aurais renvoyé le plus tôt possible le malade chez lui, tant sa fin me paraissait prochaine.

CONCLUSIONS

Les auteurs anciens les plus estimés, les cliniciens les plus illustres de notre époque ont reconnu l'existence du rhumatisme viscéral. Qu'il me soit permis de dire que les nombreuses observations que j'ai recueillies à Saint-Honoré, depuis dix-huit ans, me permettent de l'affirmer aussi, et que de toutes les manifestations viscérales de l'arthritisme je considère que la plus commune est certainement celle qui a lieu vers le poumon.

Tous les malades soumis à la diathèse arthritique peuvent être atteints de congestions pulmonaires, mais ils y seront bien plus exposés si les manifestations ont eu lieu aux membres supérieurs ou aux épaules, et j'appuie mon opinion sur le fait suivant : des cent quarante-cinq rhumatisants chez lesquels j'ai observé la congestion pulmonaire, *les deux tiers* avaient ressenti des douleurs rhumatismales dans ces régions.

Une affection de poitrine étant donnée, la première indication est d'en reconnaître la nature. S'agit-il d'arthritisme, il n'y a rien de plus certain, pour moi, que le nouveau moyen de diagnostic que j'ai fait connaître pour la première fois, il y a cinq ans, à la Société d'hydrologie, et le voici : Dans l'immense majorité des cas de congestion pulmonaire de nature arthritique, le médecin trouvera à l'auscultation un bruit imitant le râle sous-crépitant, très fin au début, et pouvant plus tard être mélangé de râles crépitants. Ce symptôme, que j'ai trouvé pour mon compte cent trente-cinq fois sur cent quarante-cinq observations, existe dans un lieu d'élection dont l'exploration est souvent négligée par bien des médecins : à la partie externe, moyenne ou inférieure du poumon, soit d'un côté, soit des deux côtés à la fois, bruit perçu seulement à l'inspiration, souvent fugitif, pouvant être entendu alternativement d'un côté ou de l'autre, sans être habituellement accompagné de réaction et sans coïncider avec la moindre altération au cœur.

Les eaux de Saint-Honoré nous ont donné des résultats excellents. Nous avons employé, suivant les circonstances et les individus, les inhalations, les douches de pieds, l'eau en boisson, les grandes douches.

Dans bien des cas, les malades sont partis avec toutes les apparences d'une guérison définitive, tout en conservant cependant quelques traces de ce bruit que j'appellerai jusqu'à nouvel ordre *froissement arthritique* et qui subsiste souvent comme une trace de la congestion et un enseignement pour l'avenir.

Beaucoup de personnes ne peuvent pas se rendre aux eaux minérales, d'autres sont atteintes à une époque de l'année qui rend leur déplacement impossible. A ces catégories de malades, je conseille un traitement à domicile par les eaux sulfureuses arsenicales de Saint-Honoré.

Sous leur influence, ils voient diminuer la congestion, en même temps que les douleurs rhumatismales disparues reprennent leur acuité première, et cela sans préjudice de l'action directe, élective de ces eaux sur la membrane pulmonaire.

Les grandes douches étant d'une utilité incontestable dans le traitement de l'affection dont je viens de m'occuper, un établissement spécial sera construit avant peu, afin que l'ancien soit exclusivement réservé aux bains. Le nombre toujours croissant des malades impose cette nouvelle installation aux propriétaires auxquels je tiens à rendre, en terminant, le juste tribut d'éloges qu'ils méritent.

En achevant, avec leur désintéressement bien connu, l'œuvre commencée par leur père, M. le général marquis d'Espeuilles, sénateur, et M. le comte d'Espeuilles, ont bien mérité d'une contrée qui, pauvre hier encore, est arrivée à l'aisance et marche aujourd'hui vers la fortune.

OUVRAGES DU MÊME AUTEUR :

Quelques considérations sur l'action thérapeutique des eaux sulfureuses de Saint-Antoine de Guagno (Corse) .... Paris, 1852.

Études pratiques sur l'hydrothérapie.... Paris, 1855.

Du rhumatisme cérébral chronique ..... Paris, 1861.

Du traitement des affections pulmonaires par les inhalations de Saint-Honoré (Nièvre) .... Paris, 1864.

Saint-Honoré-les-Bains, guide médical et pittoresque, par le docteur Collin et Charleuf .... Moulins, 1865.

Conférences sur l'hygiène.............. Paris, 1869.

De quelques améliorations apportées à l'établissement thermal de Saint-Honoré et d'un nouveau mode d'embouteillage des eaux sulfureuses................ Paris, 1870.

Saint-Honoré-les-Bains, ses eaux thermales et les maladies qu'on y traite... Paris, 1872.

Étude sur l'hérédité de la syphilis ...... Lyon, 1874.

Étude pour servir au diagnostic et au traitement de la congestion pulmonaire de nature arthritique .... Paris, 1874.

Du diagnostic de la congestion pulmonaire de nature arthritique........... Paris, 1876.

Études médicales sur les eaux sulfureuses de Saint-Honoré .... Autun, 1877.

Autun, Imprimerie Dejussieu père et fils.

OUVRAGES DU MÊME AUTEUR :

Quelques considérations sur l'action thérapeutique des eaux sulfureuses de Saint-Antoine de Guagno (Corse) .... Paris, 1852.

Études pratiques sur l'hydrothérapie... Paris, 1855.

Du rhumatisme cérébral chronique ..... Paris, 1861.

Du traitement des affections pulmonaires par les inhalations de Saint-Honoré (Nièvre) .... Paris, 1864.

Saint-Honoré-les-Bains, guide médical et pittoresque, par le docteur Collin et Charleuf .... Moulins, 1865.

Conférences sur l'hygiène .... Paris, 1869.

De quelques améliorations apportées à l'établissement thermal de Saint-Honoré et d'un nouveau mode d'embouteillage des eaux sulfureuses .... Paris, 1870.

Saint-Honoré-les-Bains, ses eaux thermales et les maladies qu'on y traite... Paris, 1872.

Étude sur l'hérédité de la syphilis ...... Lyon, 1874.

Étude pour servir au diagnostic et au traitement de la congestion pulmonaire de nature arthritique .... Paris, 1874.

Du diagnostic de la congestion pulmonaire de nature arthritique .... Paris, 1876.

Études médicales sur les eaux sulfureuses de Saint-Honoré .... Autun, 1877.

Autun, Imprimerie Dejussieu père et fils.

www.ingramcontent.com/pod-product-compliance
Lightning Source LLC
Chambersburg PA
CBHW071306200326
41521CB00009B/1928

* 9 7 8 2 0 1 1 3 0 5 2 6 8 *